临床胸心外科诊疗学

程 遥 等/主编

中国纺织出版社有限公司

图书在版编目（CIP）数据

临床胸心外科诊疗学 / 程遥等主编. -- 北京：中
国纺织出版社有限公司, 2020.7
ISBN 978-7-5180-7558-4

Ⅰ.①临… Ⅱ.①程… Ⅲ.①胸腔外科学—诊疗②心
脏外科学—诊疗 Ⅳ.①R655②R654

中国版本图书馆CIP数据核字（2020）第113749号

主　编

程　遥　张焕荣　张永健　李全智　邓菩提　黄平悦

副主编

刘　剑　王志强　王　赫　负宇辉　梁　政　黄轶轩
张晓凯　赵　堃

编委会（以姓氏笔画为序）

王　赫　王志强　邓菩提　刘　剑　刘　涛　负宇辉
李全智　杨　浩　吴　凯　张永健　张晓凯　张焕荣
陈岳威　罗俊辉　赵　堃　赵雄飞　高小俊　海　杰
黄平悦　黄若山　黄轶轩　梁　政　程　遥　廉英杰
薛世岳

责任编辑：傅保娣　　责任校对：江思飞　　责任印制：王艳丽

中国纺织出版社有限公司出版发行
地址：北京市朝阳区百子湾东里A407号楼　邮政编码：100124
销售电话：010—67004422　传真：010—87155801
http://www.c-textilep.com
中国纺织出版社天猫旗舰店
官方微博http://weibo.com/2119887771
三河市宏盛印务有限公司印刷　各地新华书店经销
2020年7月第1版第1次印刷
开本：710×1000　1/16　印张：10.5
字数：186千字　定价：68.00元

前　言

随着医学科学技术的快速发展,我国胸心外科专业发展迅速,新理论与新技术不断涌现。为满足胸心外科相关专业人员的临床需要,提高胸心外科临床常见疾病的诊断率与治愈率,并改善人民的生活质量,特编写了《临床胸心外科诊疗学》一书。

本书对临床胸心外科常见疾病的诊断与治疗进行介绍,其中包括胸部外伤性疾病、肺部疾病、食管疾病、纵隔疾病以及心脏外科疾病,全书针对胸心外科医生的迫切需要和临床工作实际,从实用的角度出发,将临床上的常规手术及现代胸心外科常见疾病的诊断与治疗进行重点阐述。全书重点突出胸心外科学近几年的发展与前沿内容,是一本针对胸外科、心外科两个不同专业医师、进修医师及实习医师的参考学习用书。

由于编写时间有限,且涉及众多专科领域,编写人员思维方式、经验累积存在差异,因此书中难免存在不足之处,敬请广大读者给予批评指正。

编者

2020 年 5 月

目　录

第一章　胸部外伤性疾病

第一节　胸壁损伤

一、胸壁软组织损伤

胸壁软组织损伤诊断时,应特别注意:①有无伤口以及伤口的深浅、污染的轻重,要确定有无穿入胸膜腔,以便决定清创的范围和麻醉的选择。通常可在清创时以质地较硬的导尿管顺其自然地反复试探,以了解伤道及其深浅和方向,污染严重时,可注入亚甲蓝,以便彻底清创,预防感染。②闭合伤时注意有无皮肤挫伤痕迹或青紫,有无血肿、血肿的深浅和大小,浅层血肿可触及波动感,深部血肿张力较大时难以触及"硬块",可进行双侧对比检查,必要时可行 B 超定位和血肿穿刺,血肿早期可加压包扎,防止扩大、促其吸收,较大血肿尽量以粗针头抽吸,以防血肿继发感染变成胸壁脓肿。一旦深部脓肿形成,可有红、肿、痛、热,应行早期切开引流。③胸部异物特别与纵隔重叠的金属异物在诊断时应摄高电压 X 线后前位及侧位或加摄切线位全胸片,以防漏诊。只有深部较大异物(2cm 以上)或表浅可触及异物才考虑取出,术前定位诊断很重要,一种简便的办法是先以针头扎探,只有在碰及到异物后,手术成功率才能提高。

二、肋骨骨折

肋骨是构成骨性胸廓最主要的部分。神经、血管密布其间,损伤后疼痛多明显,而血液循环丰富。肋骨富有弹性,由于由后上向前下走行,同一根肋骨前后水平距离,几乎相差 4 根肋骨宽度,正因为这种结构,肋骨不仅保护着胸腔和上腹部脏器,还参与呼吸肌的作用。吸气时,胸廓向前上、外上抬举使前后径和左右径同时扩大,胸腔负压加大、双肺随之膨胀;呼气时,由于肺的弹性回缩作用,肺又恢复到自然状态,从而保证了氧气和二氧化碳的交换。

肋骨骨折是最常见的胸部损伤,尤其在钝性挤压伤时发生率更高。根据多家报道,在平时住院胸部伤员中有 60%～80%可见肋骨骨折。

(一)原因

一般情况,直接暴力引起的肋骨骨折多在暴力作用部位,骨折断端多向内侧,容易损伤肋间血管、胸廓内血管、胸膜、肺组织及邻近脏器。间接暴力多由于胸廓受到挤压,暴力沿前后肋骨传导引起肋骨成角处折断,一般多在胸廓外侧,如腋中线、腋后线或腋前线处骨折,骨折断端多向外侧,内脏损伤机会减少,如暴力过大,除传导骨折外,暴力点处也可发生直接骨折,此时应注意暴力局部内脏损伤的可能性。

(二)好发部位

由于胸廓后上背部有肩胛骨,前上胸部有锁骨及厚实的肌群保护,第9～第10肋骨连接于更富有弹性的肋弓,第11～第12肋骨为游离肋骨,一般骨折的好发部位多在第3～第8肋骨。骨折与年龄也有明显关系,其发生率与年龄成正比。儿童肋骨富于弹性,一般不易骨折,即使骨折也常为青枝骨折,而成年人,尤其是老年人,骨质弹性减弱和骨质疏松,容易发生骨折,且比较严重。同样的暴力,年轻人发生肋骨骨折较少、较轻,而老年人更易发生多根多处系列骨折,甚至一根肋骨有3或4处折断者也不少见,有的老年人剧烈咳嗽、打喷嚏就可引起骨折,肋骨肿瘤骨质破坏时也易发生骨折。

(三)内脏损伤

一般说骨折部位尤其是直接暴力,易造成骨折断端下的内脏损伤,应特别警惕。例如低位肋骨骨折,不仅可伤及膈肌,还可刺破脾脏、肝脏,伤及十二指肠。笔者曾协助处理过因严重挤压伤致左下低位肋骨骨折合并左肾、左脾蒂断裂落入腹腔引起腹内大出血而抢救成功的患者;也见过右下胸低位肋骨骨折致十二指肠降段撕裂手术修补、引流而治愈的患者。左前近心包部肋软骨骨折有致心包、心脏、大血管损伤者;也有中上胸部肋骨骨折,骨折断端向外下牵拉肺组织,造成近隆突的总支气管断裂者,右总支气管因无主动脉弓缓冲较左主支气管容易发生。锁骨和第1～第2肋骨骨折应警惕锁骨下动静脉损伤,这与暴力大,常有严重血管合并伤有关。

(四)命名与分类

每侧仅发生一根肋骨骨折称为单根肋骨骨折。发生一根肋骨2处或2处以上骨折称为单根2处或多处肋骨骨折。发生2根或2根以上骨折称为多根肋骨骨折。多根相连的肋骨如发生系列多处骨折称为多根多处系列肋骨骨折。

（五）发病机制

单纯肋骨骨折有明显疼痛，甚至平静呼吸时也如此。尤其在咳嗽、深呼吸和身体转动时加剧，这不仅给伤员带来痛苦，也可使伤员胸壁肌肉产生反射性痉挛，导致呼吸表浅，不敢咳痰，而胸部伤后可能产生的呼吸道分泌物或血痰不易咳出，常出现呼吸困难和低氧血症，有时伤员在短期内可并发肺不张、肺炎，尤其在老年人发生的概率明显增加。单纯性肋骨骨折只要做好止痛、固定、早期活动，鼓励伤员咳嗽、协助其排痰等预防措施，多可很快恢复健康。

（六）诊断

诊断重点：不仅要注意外力的大小、作用部位、伤员年龄和解剖特点，还要把影响伤员预后的浮动胸壁（连枷胸）、胸部和上腹部脏器继发性损伤以及可能发生的并发症、肺挫伤、急性呼吸窘迫综合征（ARDS）、肺不张、肺炎等诊断出来。

三、连枷胸

在多根多处系列肋骨骨折时，因 2 处或 2 处以上的肋骨断端与整个骨性支架分离，在胸腔负压的作用下出现局部胸壁软化和浮动，称为连枷胸，造成吸气时胸壁内陷，呼气时胸壁向外凸出，使两侧胸腔的压力失去平衡，称为反常呼吸。有的伤员因骨折断端呈锯齿状并相互交锁，或因肌肉或骨膜和小骨片相连，或因伤员胸壁肥厚，肌肉因疼痛刺激呈痉挛状态，损伤早期反常呼吸并不明显，稍后因活动、咳嗽、缺氧、呼吸困难，呼吸动度增大，逐渐或突然出现浮动胸壁，所以早期诊断应考虑漏误诊的可能性。反常呼吸可造成咳嗽无力、排痰困难。肋骨骨折特别是连枷胸多继发严重肺挫裂伤，肺泡及间质出血水肿、肺不张、肺实变，肺的顺应性、潮气量随之降低，导致严重呼吸困难和低氧血症，有效呼吸面积及功能残气量减少及纵隔摆动影响血液回流，结果造成呼吸循环功能紊乱，以上结果相互影响形成恶性循环，可在短时间内威胁伤员生命，病死率高达 10% 以上。

（一）外伤史

常发生于严重冲撞和挤压伤后，诊断时重点要问清致伤原因、时间，暴力大小、作用部位，以及疼痛、呼吸困难、咯血、休克等症状及严重程度。

（二）体格检查

重点要检查：①胸廓有无反常呼吸。在伤员呼吸时，对比双侧胸廓活动情况，如吸气时局部胸廓不仅不抬高，反而内陷，呼气时不仅不下陷反而向外凸出。②胸廓间接、直接压痛试验。检查者轻压胸骨体，使骨性胸廓受到压缩，常有骨折断端摩擦的感觉，患者立即感到损伤肋骨断端疼痛，如果对每根肋骨由前下向后上进行仔细触压,疼痛最明显处多为骨折断端,并且可触及明确的骨擦感。③看到或触到肋骨局部有凹凸或成角畸形。以上3条具备其一即可确诊。④在胸腹部检查时要特别注意因肋骨骨折而继发胸内和上腹部内脏损伤的症状和体征,如血气胸,干湿性啰音及叩诊鼓音、浊音及肝、脾破裂的症状和体征。

(三)辅助检查

1.实验室检查

急查血常规、血细胞比容和动脉血气分析,以了解失血和低氧血症情况,有无胸腹部活动性出血及血气胸,有无肝、脾、肾的可能损伤等。

2.超声检查

急诊做B超检查,以核实有无血胸、心包压塞和胸腹实质性脏器伤,并在B超指引下行胸腔、心包和腹腔穿刺,或放置胸腔闭式引流,为进一步确诊和救治提供准确定位。以上检查简便快捷,可在急诊科床边进行。

3.胸部X线检查

只要伤员情况允许,必须急摄立位后前位全胸片,必要时加摄侧位和斜位片,普通胸片不仅可对肋骨骨折的部位、根数、单处或多处的确诊提供重要的依据,而且对继发性胸腔腹内脏伤的诊断提供了客观的根据。但应注意:①伤员伤情危重时只要经前2项检查即可作初步诊断,并优先做急救处理,不要因强求X线摄片而延误救治时间,在某些医院因摄片、会诊、转运途中而发生呼吸心搏骤停者时有发生,应引以为戒。②在做X线摄片检查时,尽量不摄仰卧位片,因为在仰卧位时常见的血气胸很难显示,如不能站立,可摄坐位片,还可摄健侧卧位片,以便显示血气胸的真实情况,并可作定量诊断。③普通胸片对少量心包、胸腔、纵隔积血难以显示,胸部CT片可显示出来。④肋软骨不能显影,有时胸壁反常呼吸严重,但胸片只看到单纯肋骨骨折,肋软骨及其与肋骨交界处骨折无错位,肋骨骨折端在侧方重叠,或在左心后方的骨折,胸片上也难显示,只有在2~3周后骨痂形成或摄斜位、侧位片时方可显示出来。

四、胸骨骨折

胸骨骨折既往罕见,随着高速交通工具的迅速发展,发生率也有所增加。国外统计占胸部伤的1.5%~5%。多因直接暴力撞击挤压,特别是汽车紧急减速时,驾驶员前胸撞击方向盘造成所谓"方向盘骨折"或称"方向盘综合征",也有间接暴力引起者。有学者曾收治一名跳木马的伤员因上身翻转超过180°,双肩着地,致胸骨柄、胸骨体交界处折断致伤。胸骨各处均可发生骨折,但最多见部位是胸骨柄、胸骨体交界处及胸骨体部。多为横形骨折,骨折上断端因锁骨及肩胛骨的支撑和缓冲作用,而第1或第2肋骨骨折机会又较少,故移位的机会很少,而下骨折端如伴双侧肋软骨或肋骨骨折,可向后上方移位。如果胸骨体下部同时骨折,即胸骨双骨折与其相连接的两侧肋骨或肋软骨均发生骨折,可引起反常呼吸运动,这种损伤多是在强大直接暴力作用下形成的。其中半数以上可发生纵隔血肿、心脏压塞、心包裂伤、心肌挫伤、瓣膜损伤、冠脉挫伤或急性外伤性心肌梗死、心脏或胸主动脉破裂以及支气管断裂等继发性损伤,病死率高达30%～47%。

由于继发伤重,在诊断时,胸骨骨折的原发伤常被忽视,应多加注意。根据外伤史及局部压痛、畸形、骨擦音或触及骨折线,一般诊断并不困难,重要的是重视胸骨骨折的胸前壁反常呼吸和心脏大血管伤及左右支气管断裂的可能性。X线侧位或斜位摄片可协助诊断。摄后前位全胸片,因与纵隔影重叠,对胸骨骨折本身诊断并无多大帮助,但如有明显纵隔血肿和纵隔影增宽或心影扩大等继发伤,诊断有一定意义,必要时加做B超、CT等检查,可进一步明确继发伤的诊断。

第二节　创伤性窒息

创伤性窒息是胸部闭合性创伤的一种少见的综合征。其典型症状是:结膜下出血,面部、颈部、上胸部皮肤出现密集的针尖大小的紫蓝色淤斑,以面部和眼眶部较为明显。

一、病因

工矿事故、房屋倒塌、车辆挤压等,当胸部与上腹部受到暴力挤压时,患者声门紧闭,胸内压骤然剧增,右心房血液经无静脉瓣的上腔静脉系统逆流,造成末梢静脉及毛细血管过度充盈扩张并破裂出血。

二、临床表现

临床症状具有一定的特征以及典型病史,患者面部、颈部、上胸部皮肤出现密集的针尖大小的紫蓝色淤血点,指压可暂时退色,以面部与眼眶部较为明显。口腔、球结膜、鼻腔黏膜出现淤斑,甚至出血。球结膜下出血是本病特征性改变,严重者结膜肿胀突出,视网膜或视神经出血可产生暂时性或永久性视力障碍。鼓膜破裂可致外耳道出血、耳鸣,甚至听力障碍。伤后多数患者有暂时性意识障碍、烦躁不安、头昏、谵妄,甚至四肢痉挛性抽搐,瞳孔可扩大或极度缩小,这种意识障碍可能与脑内轻微点状出血和脑水肿有关,若有颅内静脉破裂,患者可发生昏迷或死亡。也会发生截瘫,甚至四肢麻痹,但一般预后较好。

创伤性窒息,可发生在无明显胸部创伤或肋骨骨折、气胸、血胸及易被漏诊的脊柱骨折。要特别注意是否伴有心脏挫伤,有学者统计,有一半心脏挫伤患者伴有创伤性窒息。

三、治疗

创伤性窒息的症状多能自行恢复,无须特殊处理,创伤性窒息所致出血点及淤斑,一般2～3周后自行吸收消退。患者预后取决于承受压力大小、压力持续时间长短和有无合并伤。少数伤员在压力移除后可发生心跳呼吸停止,应做好充分抢救准备,一旦发生心跳呼吸停止,立即采取心肺复苏,成功的抢救仍可获得良好的效果。一般患者在严密观察下对症处理,有合并伤者应针对具体伤情给予积极治疗。

第三节　创伤性血胸

胸部穿透伤或非穿透伤均可引起胸壁和胸腔内任何器官受损出血,如与胸膜腔相通,血液积聚在胸膜腔内称为血胸。

一、临床特点

胸部穿透伤往往由于枪弹、爆炸片和锐器击伤,常同时存在气胸。胸部钝性伤致闭合性肋骨骨折,骨折断端刺破肋间血管、胸膜和肺形成血胸。血液的来源如下。

1.肺组织撕裂伤出血

由于肺循环压力较低,肺组织内凝血物质含量较高和损伤周围肺组织造成萎陷,出血一般可自行停止。

2.胸壁血管出血

见于肋间动、静脉和胸廓内动、静脉损伤出血,若累及压力较高的动脉,出血量多,不易自行停止。

3.肺门、纵隔血管受损和心脏破裂出血

出血量大而迅猛,患者快速进入休克状态,往往得不到抢救而死亡。

4.膈肌穿透伤出血

可合并腹腔脏器损伤,血胸与胆汁或胃肠内容物相混而污染。

大量血液丢失可产生低血容量性失血性休克。随着胸膜腔内积血的增多,胸内压力增加,造成患侧肺受压萎陷、纵隔移位、呼吸困难。由于心、肺、膈运动所产生的去纤维蛋白作用,血液在胸膜腔内较长时间可保持不凝固状态。如短期内大量出血,去纤维蛋白作用不完全,可发生凝固而成为凝固性血胸。胸部穿透伤,由于胸内异物存留或锐器不洁发生厌氧菌或孢子类菌感染,中毒症状严重,如炎症局限,可发生局部包裹性脓胸。

二、诊断

临床表现取决于胸部损伤的严重程度、出血量和速度。胸部损伤患者呈现休克时应首先考虑血胸的可能性,25％以上的血胸患者发生休克。胸部穿透伤患者,可见到有血液随呼吸运动自伤口涌出。

少量血胸,患者可无明显的症状和体征。这些患者往往有时间经 X 线胸片检查后再做处理。直立位 X 线胸片非常重要,含 1 000mL 血胸的患者在卧位 X 线胸片上,可能见到轻微的弥漫性密度增高阴影,可误认为胸膜反应。某些情况下,少于 300mL 的血胸,即使在直立位 X 线胸片上也难以判断,胸部 B 超检查可帮助诊断。

中等量至大量血胸,患者除失血性休克表现外,检查可见伤侧呼吸运动明显减弱,肋间隙饱满,胸部叩诊浊音,气管、纵隔向健侧移位,呼吸音明显减弱或消失。胸腔穿刺抽出不凝固的血液即可明确诊断。病情危重者应立即抗休克治疗,同时置胸腔闭式引流管,待病情改善后再摄 X 线胸片,以确定出血的程度和排除其他合并损伤。

X 线胸片可见伤侧胸膜腔内有积液阴影,纵隔向对侧移位,如合并气胸则可见气液平面。

三、治疗

如果患者处于休克状态,先要补充血容量。

用 16 号针头安置两条静脉输液通道,先快速输注晶体液 1 000mL 和 706 代血浆 400mL。同时,抽血查血常规,送血交叉配 5 个单位全血备用。

经中心静脉置管测压,可作为大量补充液体时的判断指标,也可发现胸部损伤后早期休克的原因,是否由于低血容量引起或有心脏压塞的可能。

胸腔积血超过1 000mL,确认胸腔内无污染、异物残留,无胃肠道合并伤,可考虑自行输血,采集时添加抗凝剂,输血过程中加以过滤。

1.小量血胸(<500mL)

一般采用胸腔穿刺抽出积血,以解除胸内压迫,防止继发感染。反复胸腔穿刺引起2.2%的脓胸,胸腔闭式引流脓胸发生率小于5%。小量血胸,如果没有继发感染也可自行吸收。

2.中等量血胸(500~1 000mL)

目前多主张早期安置胸腔闭式引流管。腋中线第6肋骨间放置引流管,连接水封瓶,2.0kPa(20cmH$_2$O)负压持续吸引,使胸内积血尽快排出,肺及时膨胀,改善呼吸循环功能,并可通过胸腔引流观察出血的动态变化。

3.大量血胸(>1 000mL)

大量血胸考虑剖胸术。血胸引起休克的患者,经各种有效抢救措施无满意反应,应立即进行剖胸手术。如果患者经补充血容量后血压尚能维持,有下列情况者也应进行剖胸手术:①经胸腔闭式引流后2~3h,每小时引流量仍在150mL以上;②出血量仍持续增加,无减少趋势;③胸腔内有大量凝血块;④左侧血胸伴纵隔增宽,怀疑主动脉弓破裂可能;⑤胸内异物,形状尖锐,位于大血管旁,有可能引起再次出血。

手术取后外侧切口,第5肋床进胸,危重患者先不考虑胸壁出血。开胸后清除血凝块。在心脏和大血管区域寻找出血部位,如能手指压迫控制出血,则快速输血使血压回升至正常水平,处理缝闭出血点。肋间动脉或胸廓内动脉出血时用手指压迫控制的同时,缝扎出血部位远、近端。肺组织撕裂出血不能自行停止时,通常用缝合修补术。除非肺组织严重撕裂或大的肺门血管破裂,尽量不做肺叶切除。

电视胸腔镜手术(VATS)同样适于胸廓及肺表面活动性出血和凝固性血胸的早期清除。其优点为操作简便,损伤小,并可缩短住院时间,但需相应的设备和技术。经急诊室处理后,所有血胸患者都应住院治疗。

第四节　气管、支气管破裂

一、病因

气管、支气管破裂多发生于严重胸部挤压伤,如塌方、高空坠落、车祸,也可见于刃器损伤,如刀刺伤,子弹、弹片穿透伤。颈段气管受到重力打击而挫伤,多个气管软骨环骨折,使气管壁软化塌陷,造成吸气性阻塞而窒息。

二、病理

(1)当胸部闭合损伤时,重物撞击或挤压的瞬间,胸廓前后径缩小,双侧主支气管向两侧后方分离,加之气管隆突较为固定,致支气管产生剪切力而破裂或折断。

(2)受伤时,伤员紧急屏气,声门完全紧闭,气管腔内压力骤升,致气管或主支气管管壁破裂。

(3)常见的破裂部位是以气管隆突为中心,半径 3.0cm 的范围内,其次是两肺上叶支气管开口,即气管远侧的左、右主支气管,左侧多于右侧。

(4)破裂范围,轻者仅为气管或主支气管膜部撕裂,重者造成气管或主支气管完全横断或不规则断裂,或垂直撕裂多个软骨环。

三、临床表现

(1)气管、支气管断裂的症状特点,是来势迅猛,伤员极度呼吸困难,常有发绀或昏迷。

(2)重度纵隔气肿、皮下气肿及伤口漏气。

(3)若裂口与胸膜腔相通,则以张力性气胸为主要症状;若不相通则无气胸或有轻微的气胸,以皮下气肿多见,尤以颈部明显。

(4)裂口在纵隔内,伤员可无咯血,若两侧胸膜已破,早期表现为胸部皮下气肿。

(5)纵隔胸膜若起活瓣作用,随着纵隔内压力增高而出现张力性气胸。

(6)体检可见,气管和纵隔向健侧移位,患侧出现纵隔气肿和广泛皮下气肿。叩诊呈鼓音,听诊呼吸音消失。做胸膜腔穿刺,可有大量气体外溢,肺仍不能复张。

(7)多伴有锁骨及肋骨骨折或肩胛骨骨折。

四、诊断

(一)急性期(早期)

(1)患者有严重的颈胸部创伤史。

(2)有张力性气胸表现,且伴有纵隔气肿和广泛的皮下气肿,尤其颈部皮下气肿出现较早。

(3)伤后病势发展急骤,立即出现重度呼吸困难、发绀、胸痛、咯血,甚至因严重缺氧而发生昏迷。

(4)体检示纵隔和气管向健侧移位,患侧叩诊呈鼓音,听诊呼吸音消失。

(5)凡张力性气胸或血气胸患者,经胸腔穿刺排出大量气体后,肺仍完全萎缩时,即有气管或支气管破裂的可能。

(6)X线检查提示,肺萎缩,纵隔、皮下气肿,肋骨骨折及血气胸。

(7)后前位胸片可见肺组织受压下垂至下胸腔底部心膈角处,而不是向肺门部回缩,这是因为主支气管断裂部的肺组织失去部分支撑,结构松弛所致。

(8)另一X线征象为出现颈部深部气肿,如采用高电伏拍片还可见到支气管的不连续性或断端影。

(二)慢性期(后期)

(1)患者既往有颈胸部外伤史。

(2)平时胸闷、气短,活动时加重。

(3)体检可见伤侧胸廓下陷,气管向同侧移位,伤侧呼吸动度减低,叩诊浊音,听诊呼吸音消失。

(4)X线显示一侧肺不张,纵隔向患侧移位,膈抬高。断层X线片或支气管造影发现支气管中断,呈盲袋状。

(5)纤维支气管镜检查,对诊断本病更有价值。

五、治疗

(一)早期处理

(1)尽快消除张力性气胸对伤员生命的威胁。首先进行胸腔穿刺术及胸腔闭式引流术。

(2)为了降低气管内阻力,减少逸入皮下组织的气体量,改善呼吸功能和进行辅助呼吸,可在胸腔穿刺的同时做气管切开。

(3)急性期的气管、支气管破裂,经早期处理,病情仍不见改善时,应争取早期开胸术,修补气管或支气管裂伤。

(4)伤后早期手术,因无粘连及瘢痕形成,裂口易于找到,缝合修补比较简单易行。因受伤时间短,气管裂口修补缝合后肺功能恢复也较好。

(5)开胸术在全麻下进行,伤侧做后外剖胸切口,经由第5、第6肋床进胸,右侧可切断奇静脉。

(6)疑支气管破裂时,可先解剖出肺叶处的分支,这有助于寻找支气管残端,也可在胸腔内注水,经气管插管加压给氧,则在纵隔胸膜面破口处见有气泡冒出,沿气泡来源解剖,即可找到气管或支气管上的破裂口。

(7)气管或支气管破裂口可用细丝线间断缝合,如为支气管完全断裂,则宜用

3-0 号不吸收缝线做对端吻合术。术后鼓励患者咳嗽,促进肺复张。

(8)如发生肺不张,可选用纤维支气管镜检查,观察有无吻合口狭窄,并吸除分泌物。

(9)一旦发生吻合口狭窄,术后 2 周开始镜下扩张,每周 1～2 次,一般扩张4～6 周方可痊愈。术后选用有效广谱抗生素,防止感染。

(10)如肺挫伤严重,可行肺叶或全肺切除。

(二)后期处理

(1)慢性伤员,有的气管或支气管已形成瘢痕狭窄,需行气管或支气管成形术。术前应做好充分准备,做痰培养和药物敏感试验,选用有效抗生素预防及控制感染。

(2)破裂的支气管周围常被瘢痕组织包绕,断端回缩,术中必须充分显露,避免损伤肺门部大血管或支气管残端。

(3)支气管完全断裂的患者,远侧支气管解剖游离后,吸净管腔内黏液,插入合适气管导管,嘱麻醉师加压充气,若远侧肺膨胀好,可进行支气管端端吻合术。若肺内已有不易控制的感染,支气管残端内有大量脓液溢出,则须做肺叶切除术。

第五节 食管破裂

一、病因

(1)颈部食管破裂多见于刃器伤,胸部食管破裂多见于爆炸伤。

(2)误吞异物或做内镜检查及食管扩张术时食管破裂。

(3)上腹部或下胸部突然受到暴力压时,胃内气体及胃内容物冲击食管下端导致近贲门处食管破裂。

(4)暴饮暴食后剧烈的恶心、呕吐,使食管腔内压力骤增,可致食管破裂。

(5)食管的原有疾患,如癌肿、溃疡、烧伤、瘢痕破裂。

二、病理

如颈部伤口引流不畅时,继发感染或口腔分泌物等可下行侵入纵隔,引起纵隔炎症、纵隔脓肿。若破入胸腔,则发生脓气胸,胸段食管伤伴穿孔时,常会迅速形成纵隔脓肿。

三、临床表现

（1）患者有剧烈的胸骨后疼痛、肩背痛，有时有少量呕血，下咽的唾液、气体及食物进入纵隔，引起纵隔气肿及纵隔脓肿，若穿透纵隔胸膜，可形成脓气胸。

（2）患者有高热、脉快，白细胞总数及中性粒细胞数增高，若引流不当，可迅速出现全身中毒症状，进一步发展为中毒性休克。

（3）下段食管破裂，常有胃液反流入纵隔及胸腔。如破裂口较小，纵隔感染可局限，形成纵隔脓肿。

四、诊断

（1）颈部食管破裂，有唾液及食物从伤口流出。剧烈的肩背部或胸骨后疼痛。

（2）胸部食管位于后纵隔，裂伤与纵隔相通，继发急性纵隔炎、纵隔脓肿或气肿。

（3）胸部气管破裂，若与胸腔相通，可继发张力性气胸，胸腔感染，其脓恶臭，口服亚甲蓝后，胸腔闭式引流管内可见蓝色液体。

（4）患者有高热、脉快、白细胞增多或有心悸、气短、出冷汗等全身中毒症状。

（5）X线检查可见纵隔阴影增宽或纵隔内气肿，侧位检查示后纵隔局限性气液面。破溃与胸腔相通时，则出现液气胸。

（6）口服碘化油行X线检查或内镜检查，可见碘化油经破口处流出，内镜检查可发现破裂口。

五、治疗

（一）非手术疗法

食管破裂诊断一经确定，应立即禁饮食，颈部食管若裂口较小，只要引流通畅，局部保持清洁，可自行愈合。

（二）手术疗法

颈部食管有较大裂伤或完全横断时，争取24h内进行手术治疗，行破裂食管修补或对端吻合术。胸部食管裂伤早期可与胸内其他合并伤同时处理。在伤情条件允许下，争取早期手术修补或进行对端吻合术。

（三）后期疗法

胸部食管破裂后，已有纵隔脓肿或脓气胸时，食管裂口已不能缝合修补，行纵隔引流及胸腔闭式引流后，给予输液、输血，使用大剂量有效广谱抗生素，行脓液培养＋药敏试验。行胃或空肠造瘘，鼻饲饮食，对患者精心护理，病情稳定好转后，再行食管裂伤根治手术。

第六节　胸导管损伤

一、概述

胸导管损伤（创伤性乳糜胸）是指胸导管及其较大分支损伤、破裂引起的乳糜胸，实际上是一种淋巴内瘘。由于创伤外科和胸外科、心外科、血管外科手术的广泛开展，胸导管损伤的发病率明显增加。

（一）胸导管的解剖与变异

胸导管是全身最长且最粗的淋巴管，正常人胸导管长 30～45cm，直径 2～7mm，灰白色，有光泽且具有一定的弹性。可分为起始部、胸段、颈段 3 段。通常起始于第 1～第 2 腰椎平面腹膜后乳糜池，于腹主动脉右侧，经膈肌主动脉裂孔入胸腔，沿脊柱的右前方上行于奇静脉与胸主动脉之间。自第 3～第 5 胸椎平面逐渐从主动脉弓及食管后方越过中线至脊柱的左前方，紧贴在食管筋膜的后面，故施行食管中段手术时易伤及此段胸导管。在后上纵隔内胸导管沿食管、左喉返神经左侧、锁骨下动脉之右、左迷走神经及左颈总动脉的后方继续上行，经胸廓上口至颈根部，然后经锁骨下动脉的后方向前下成一弓形注入左静脉角。该弓高出锁骨上方 3～5cm。因此，当颈外伤或手术时伤及该部，将形成乳糜瘘或乳糜胸。由于胸导管上段与左侧胸膜紧贴，下段与右侧胸膜接触，故胸导管下段损伤时引起右侧乳糜胸，而上段损伤时则易发生左侧乳糜胸。

胸导管变异较多，约 1/4 的胸导管呈双干、多干、分叉及位置异位等变异。杨春林根据 150 例标本将胸导管分为 5 型：①正常型（走行如前所述）：占84.7%；②双干型：两干自乳糜池发出，沿主动脉两侧上行，在胸部不同平面汇成一干支后进入左或右静脉角，占 10.7%；③分叉型：以单干开始，沿主动脉右侧上行，在第 4～第 6 胸椎平面分为两支以后，分别进入左、右静脉角；④左位型；⑤右位型。左位型和右位型都是以单支沿一侧走行始终。④、⑤型出现率较低。临床以前三型多见，故通常仅有单干、双干与分叉三型之分。

（二）胸导管及乳糜液的生理特点

胸导管是全身最大的淋巴管，收集下肢、骨盆、腹部、胸部左半、头颈部左半及左上肢占全身 3/4 的淋巴液，以 0.93～1.38mL/(min·kg) 的流速注入静脉。正常人每日流量为 1 500～2 500mL。进食、饮水、脂肪餐后或按压腹部,其流速可增加到 3.9mL/(min·kg),流量可增加 20%。胸导管淋巴液 95% 来自肝脏和小肠,摄入脂肪后肝内淋巴流量可增加 1.5 倍,肠淋巴流量可达静止时的 10 倍。肝硬化门脉高压症时胸导管的淋巴液流量和压力都有所增加。饥饿、注射吗啡抑制肠蠕动使吸收减慢时,胸导管内淋巴液流量明显减少且呈清水样。

胸导管具有自发、节律性的收缩能力,每隔 15s 将乳糜液排入静脉 1 次。周围器官的活动如心脏、动脉搏动,肺的膨胀与收缩,胃肠蠕动,腹肌、膈肌随呼吸运动的收缩,胸腔、腹腔压力变化,都促使乳糜液向心回流。胸导管内乳糜液的流动也可形成推动力,体位改变对胸导管回流也有影响。

在一般情况下胸导管内平均压为 1.74kPa(15cmH$_2$O),在流速高峰时可为 0.98～2.75kPa(10～28cmH$_2$O)。结扎胸导管后,压力暂时上升可达 6.7kPa(50mmHg),以后随侧支循环的建立,可逐渐恢复至正常。

胸导管的主要功能是输送从肠道吸收的脂肪。乳糜液的化学成分除脂肪含量比血浆高、蛋白质略低之外,其他与血浆类似。经淋巴液回收到血液的蛋白质一昼夜可达 100g,在胸导管内的浓度为 2.9～7.3g/100mL,主要是白蛋白,其与球蛋白的比例为 3∶1,含蛋白总量相当于血浆的 60%,故胸导管是血管外及贮藏于肝脏的蛋白质输送入静脉的主要通道。

乳糜液的细胞成分主要是淋巴细胞[(0.4～6.8)×10^9/L],在胸导管内有时可达(2～20)×10^9/L。每日参与淋巴再循环的数目为血液中淋巴细胞总数的 10～20 倍,除偶尔情况外,一般不含红细胞。

乳糜液的外观不恒定,饭后 6h 呈乳白色,偶尔呈粉红色,空腹状态呈血清色或清水样。无气味,呈碱性,比重 1.012,放置后出现乳脂层,乳化后可见脂肪球,含酯量 0.4%～4.0%,固体粒子 74%。矿物质含量与血浆相似。乳糜液有明显的抑菌抗腐败性,大肠杆菌、金黄色葡萄球菌在乳糜液内不能生长。临床鲜有乳糜胸合并感染的报道,可能与其碱性,含高游离脂肪酸、磷酯以及淋巴细胞等综合作用有关。

胸导管是机体免疫器官的重要组成部分,乳糜液中含有各种抗体以及大量淋巴细胞,其中 90% 为具有免疫活性的 T 细胞,经胸导管送入血液循环参与机体的免疫反应。胸导管也是肿瘤和病原菌播散的重要途径,故有患者术前经颈部,术中经胸部胸导管取液检查瘤细胞或做细菌培养,作为诊断、确定手术适应证、指导手术治疗的一个重要方法。

二、病因

胸导管损伤常见于以下几种情况。

(一)闭合性胸部创伤

多见于爆震伤、挤压伤、车祸及钝器打击所致锁骨、脊柱及肋骨骨折,甚至举重、剧烈咳嗽、呕吐等,尤其是饱餐之后胸导管处于充盈扩张状态,更易发生。若下胸部承受暴力,由于膈肌角的剪切力作用,也易导致胸导管撕裂。胸导管破裂之后先在纵隔内形成 1 个乳糜囊肿,逐渐增大,到一定体积后破入胸膜腔。从伤后到临床出现乳糜胸,一般间隔为 2~10d,也有在数月之后才确诊者。

(二)开放性胸部创伤

包括胸、颈部锐器刺入,子弹、弹片穿入等,均可直接损伤胸导管及其分支。由于胸导管分支小而且位置深,其周围毗邻大血管及其他重要脏器,因此常伴有大血管及邻近重要脏器的损伤。临床胸导管损伤的典型表现多被掩盖,早期不易发现及诊断,又因这些脏器损伤多急重,往往早期死亡。因此,开放性胸腔创伤引起的胸导管损伤较为罕见。

(三)手术损伤

手术损伤胸导管是最常见的原因,其发生率占整个乳糜胸的 25%。据统计,心脏及血管手术胸导管损伤为 0.25%~0.5%,食管手术为 0.9%~1.8%。患者术前多禁食,胸导管流量减少,乳糜液呈清水状,同时被手术中渗血所混染,使胸导管损伤不易辨认。其他如左锁骨上区手术、锁骨下手术或颈静脉穿刺术等均有可能损伤。

三、病理生理

大量乳糜液积聚于胸腔内,压迫肺使其萎陷,使纵隔移位,影响呼吸循环功能。由于大量乳糜液丢失,出现水、电解质紊乱,营养缺乏,体重下降,明显消瘦。此外,淋巴细胞及抗体成分丢失,周围血中淋巴细胞数减少,机体免疫力受损。如未及时治疗,可因大量的营养丢失,在短期内造成全身消耗、衰竭或合并其他严重并发症而死亡。

四、临床表现及诊断

乳糜液无刺激性,故单纯乳糜胸患者体温不高或低于正常。由于严重胸部创伤,常常限制饮食,因而早期乳糜流量很少,待恢复进食后,乳糜流量增多,大量乳糜液进入胸膜腔内,压迫肺使其萎陷,纵隔向健侧移位。患者表现胸闷、气急、心悸等。由于大量乳糜液丢失,患者可在短期内出现全身消耗、衰竭,水、电解质紊乱或并发其他严重合并症而死亡。

(一)病史

询问患者受伤的方式、部位、时间有助于诊断。闭合伤所致的胸导管撕裂伤易发生在饭后 6h 内。其临床特点:①有一"间隔期"(受伤距临床发病有一间隔的时间);②突发性呼吸困难;③程度不同的休克;④经胸腔穿刺或引流症状迅速得以缓解,短期内又重新出现;⑤手术后乳糜胸多在进食后出现胸腔引流液增多,手术的种类和部位本身对诊断就是一种提示。

(二)乳糜液及胸腔引流液的性状

乳糜液的性状:①典型的乳糜液呈乳白色,放置后出现乳脂层,加乙醚后脂肪溶解,使乳状混浊液变清彻;②无菌生长;③无气味;④含有大量淋巴细胞;⑤苏丹Ⅲ染色后显微镜下可见直径为 $5\mu m$ 的橘红色脂肪球;⑥比重为 1.012,呈碱性反应;⑦口服亲脂肪染料,可使流出的乳糜液着色。

创伤与术后乳糜胸的胸腔引流液常呈血性或浆液性,禁食时呈清水样。苏丹Ⅲ染色阴性时早期不易确诊。若观察到胸腔引流量逐日增多,术后前 3d 平均引流量高于一般开胸术后,波动范围大,不能如期拔除胸引流管,应高度怀疑乳糜胸。

(三)辅助检查

X 线检查:除单侧或双侧广泛胸腔积液征外,创伤后早期可有纵隔包裹性积液,乳糜胸合并乳糜心包时,可见心影增宽。

淋巴管造影:经下肢或精索淋巴管注入造影剂(如 Lipiodol)后,定时拍片观察造影剂是否漏入胸腔。此法不仅可以确定漏口位置,确定治疗方案,研究胸导管走行,而且对确定手术结扎胸导管的位置有重要意义。术前、术中、术后均可应用。但此法可引起咳嗽、发热等不良反应,严重者可出现脂肪栓塞。

胸腔乳糜液染色:文献曾介绍各种染料测试方法,但临床实际应用的经验不多。

放射性同位素检查:用同位素诊断乳糜胸尚不普遍,大宗报道不多,有的尚在研究阶段。

五、治疗

创伤性胸导管损伤性乳糜胸的治疗主要根据胸腔引流量及患者的实际情况而定,关键是手术适应证和手术时机。建议胸腔液引流量每日<1 000mL,且有逐渐减少的趋势,可考虑非手术治疗。若每日引流量 1 000~1 500mL 且病员进行性消瘦、脱水及水、电解质紊乱,保守治疗 5~7d 不见引流量减少,应采取手术治疗。

开胸结扎胸导管操作比较简单,手术时间短,成功率高,对创伤或手术后乳糜胸较非手术治疗更为安全,且能迅速奏效。也有部分病例经适当保守治疗,不需再手术也可以治愈。实际上每一患者自发病至手术治疗,都经过一段保守治疗的过程。

(一)非手术治疗

支持治疗:给予高蛋白、高碳水化合物、低脂肪或无脂肪饮食。输血或血浆,维持水、电解质平衡,应用维生素及微量元素。可给予中链脂肪酸甘油三酯(MCT),其优点为吸收后可不经胸导管直接由静脉入血,既可增加热量,又可减少乳糜液漏出,有利于胸导管愈合。也有学者主张采用全胃肠外营养,并加以胃肠吸引以减少胸导管引流,利于创口愈合。

保持胸腔闭式引流通畅,及时排尽胸腔乳糜,并鼓励患者咳嗽,必要时可以用 $25cmH_2O$ 的负压持续吸引,以促使肺及时膨胀。有利于脏层、壁层胸膜粘连,若同时患 ARDS 的患者,可采用呼气末正压通气(PEEP),减低胸导管淋巴流量,促使胸导管闭合。

保守治疗期间应每日检测血浆蛋白、电解质、白细胞,并进行 X 线检查。必要时输入全血和血浆,保守治疗无效时应行外科手术治疗。

(二)手术治疗

经上述非手术处理后,若乳糜排出量不见减少,应及时准备手术。

术前应做好充分准备,主要包括:①纠正水、电解质紊乱,输血、输液及加强营养支持治疗;②排尽胸腔内积液,以利于肺膨胀,改善缺氧,防止手术时侧卧位对纵隔、心脏压迫引起的不良影响;③为便于术中辨认和寻找胸导管破口,可于术前 3～4h 口服或胃管内注入牛奶、黄油等高脂肪食物 300～500mL,使术中乳糜流量增加,色泽变白,或加入亲脂染料如橄榄油、苏丹Ⅲ,或于腹股沟部皮下注射伊文蓝,使流出液着色,以利于术中破口寻找。目前认为只要解剖熟悉,注射染料并无必要,相反高浓度染料溢入胸腔内,使周围组织着色,反而影响观察解剖结构。

(三)结扎胸导管的有关技术问题

①进路:有学者主张单侧乳糜胸经有胸水侧进胸,双侧乳糜胸经右侧进胸为宜。更多学者主张不论乳糜胸在哪一侧均由右侧进胸,由膈裂孔上面主动脉右后与脊柱前缘间寻找并结扎胸导管。此处胸导管走行较为恒定,便于暴露,利于手术操作,也可在附近不同平面加扎 2～3 道。②找到瘘口时,用"0-0"丝线缝扎其上下两断端,并用周围组织覆盖,不宜用电烙或银夹处理。无法找到瘘口时,只缝合有乳糜液漏出的纵隔胸膜,同时于右膈上结扎胸导管。单纯结扎右膈上胸导管也可。至于将胸导管移植于静脉或其他方法的吻合,从目前临床实践看来均无必要。

③手术治疗时机的选择：对保守治疗的期限仍有争议，有学者认为胸乳糜液的引流量和速度并非判断手术时机的指标，乳糜液引流量的减少不是逐渐的，而是于某一时刻突然减少或停止，因此至少应进行3周的保守治疗。也有学者认为只要保守治疗的措施得到严格执行，有信心地坚持，需行手术的患者为数不会太多。有的学者认为成人每日胸乳糜液超过1 500mL，儿童超过100mL，持续5d不停即应手术。多数学者主张保守治疗时间仍应依患者对丧失乳糜液的耐受性而定。引流量多的患者，保守治疗不应超过3周，以免发生严重代谢紊乱和机体衰竭，反而失去良好的手术时机，尤其是对婴幼儿和糖尿病患者。2～3周的保守治疗会增加手术的危险性，不可机械规定。应根据患者的具体情况而定。

第二章　肺部疾病

第一节　先天性肺疾病

一、肺发育不全

肺发育不全是胚胎发育过程中某个阶段肺芽发育障碍引起的一种先天性肺疾病。大多数同时并发其他发育缺陷,较常见的有气管、支气管和肺动脉的发育不全和缺如,脊椎发育异常,以及腹内脏器经过胸腹膜疝入胸膜腔等畸形。

严重病例出生后即死亡。主要表现为呼吸困难,甚至呼吸窘迫,以及长期反复呼吸道感染,体检可见患侧胸廓塌陷,活动度减弱,叩诊呈浊音,听诊呼吸音减弱或消失。先天性膈疝的婴儿50%～80%死于肺功能衰竭,主要是由于先天性肺发育不全。

(一)诊断依据

1.临床表现及体征

(1)反复出现的呼吸道感染常常是就诊原因,需慎重与其他疾病鉴别。

(2)单侧肺发育不全患者常有轻微呼吸困难,体力及耐力较差,部分患者可因来自体循环的侧支循环而咯血,合并呼吸道感染的患者有呼吸困难加重、发绀、呼吸音粗,生长发育迟缓。伴有心脏、骨骼或其他脏器畸形的患者可有相应的症状。

(3)患者的胸廓常无畸形,双侧对称或近乎对称,患侧呼吸运动减弱,呼吸音减弱或消失,叩诊可以是实音或过清音,无特异性。伴发胸廓畸形的患者常有相应的体征。肺叶缺如患者临床症状较少,病情隐匿,查体仅有患侧呼吸音减弱,不做X线等检查极易漏诊。上述类型如伴有肺部感染患侧可出现呼吸音粗糙、肺部啰音。

2.辅助检查

(1)X线检查:一侧肺不发育可见患侧胸腔密度均匀致密,其内缺乏充气的肺组织以及支气管影和血管纹理的痕迹,心脏和纵隔结构均移向患侧,对侧正常肺呈不同程度的代偿性肺气肿。部分肺发育不全患者可在X线上显示肺组织充气,但肺纹理稀少,相比之下有时会被误认为是健侧支气管炎症或支气管扩张,须特别注意。

(2)胸部高分辨率 CT 或支气管造影:可以显示患侧主支气管缺如,气管似乎直接与另一侧主支气管相连接,或主支气管呈发育不良畸形,或支气管分支的数目稀少。行肺血管造影检查可见患侧肺动脉主干发育不良或缺如,有助于确定诊断。

(3)肺动脉灌注扫描:患侧显示肺血流减少或明显减少。

(二)治疗

(1)无明显临床症状的肺发育不全可以不做任何治疗。

(2)有反复咯血或肺部感染,甚至发育迟缓,且合并残余肺有支气管或血管畸形患者,须行肺叶或全肺切除,但全肺切除要非常慎重,必须确定健侧肺功能完全正常,否则会致残,甚至死亡。手术时要特别注意解剖变异,切勿损伤周围脏器。

(3)积极治疗合并畸形。对合并心脏或大血管发育异常的患者,术前充分评估,必要时手术中同时进行矫正。

二、支气管肺囊肿

先天性肺囊性病(先天性肺囊肿)是较少见的先天性肺发育异常,是在胚胎发育期,因气管、支气管异常的萌芽或分支异常发育所致。包括支气管源性囊肿(支气管肺囊肿)、肺泡源性囊肿、肺大叶气肿(肺大疱)、囊性腺瘤样畸形和先天性囊肿性支气管扩张等。先天性支气管肺囊肿指以支气管组织成分为囊壁、内含黏液或气体的先天性囊肿,曾被称为先天性囊性支气管扩张或先天性支气管源性囊肿。

该病病变可发生在支气管分支的不同部位和不同的发育阶段。囊肿常为多房性,也可为单房性,罕见双侧发病,既可位于肺内(肺内型,也被称为先天性肺囊肿),也可位于纵隔(纵隔型),以肺内者稍多见(占 50%～70%),左肺多见,个别病例可异位在胸腔外。广泛多发的蜂窝状肺囊肿,被称为先天性囊性支气管扩张。囊壁厚薄不等,内膜由柱状或假复层纤毛上皮细胞组成,如果发生感染,则为扁平上皮所覆盖,也可以形成炎性肉芽组织,外层为结缔组织或平滑肌纤维、黏液腺、软骨组织。因囊肿无呼吸通气,故无炭末沉着,此为先天性囊肿的特征。

囊肿与支气管不通,称为闭合囊肿或液性囊肿。囊肿与支气管相通,则会引起囊肿感染,而通道状态也决定了囊肿的状态:如通道较小,囊内容物部分经支气管排出,气体进入囊腔,呈现气液平,形成厚壁的含气囊肿,囊内容物可为脓性或血性;如通道较大,内容物排净,囊肿完全充气,形成气性囊肿;如通道呈活瓣状,可能形成张力性囊肿。小的支气管囊肿在临床上一般无症状,仅在 X 线胸部检查或尸检时才被发现。一旦囊性病变与小支气管沟通,引起继发感染或产生张力性气囊肿、液囊肿、液气囊肿或张力性气胸等压迫组织、心脏、纵隔和气管移位,就可出现症状。

(一)诊断依据

1.临床表现及体征

(1)较小且没有感染的肺囊肿,多数没有症状,常常在健康查体时发现。

(2)较大的肺囊肿可以引起胸痛、咳嗽、咳痰,轻度呼吸困难,偶有咯血。

(3)继发感染后咳嗽、高热、咳脓痰,患侧湿啰音,叩诊浊音。

2.辅助检查

(1)X线多见有下叶圆形或椭圆形影,有时伴有液平。部分患者无症状,仅在X线检查时发现。多囊肺患者X线可见到多发阴影。

(2)CT检查是目前最佳的检查方法,准确率为$95\%\sim100\%$。主要表现为界线清楚的单房或多房囊性病变。含液囊肿的内容物可因反复感染、出血、蛋白质含量增高、钙化而密度不均匀,CT值高低不等,一般在$0\sim20Hu$,最高达$100Hu$,有时易误诊为实质性肿瘤。囊肿反复感染导致周围纤维化、囊肿壁增厚、实变,应注意与慢性肺脓肿鉴别。

(二)治疗

(1)痰培养选用敏感抗生素,控制感染。

(2)体位排痰,以利消除炎症。

(3)肺囊肿不能自愈,易发生多种并发症甚至发生癌变,而且囊肿本身为一死腔,增加动静脉分流,不利于呼吸生理。因此多主张尽早外科手术治疗。只有病变广泛、肺功能严重受损或有其他手术禁忌时,才采用保守方法。有学者主张在1岁内手术为好,因其极少感染,更易行囊肿摘除术。如囊肿已感染,以控制感染3个月后手术为好。切除可治愈,无复发。

(4)临床拟诊本病时,应尽量避免做胸腔穿刺,以免引起胸腔感染或发生张力性气胸。仅在个别病例,表现为严重呼吸窘迫症、发绀、缺氧严重,又无条件做急诊手术时,才可做囊肿穿刺引流,达到暂时性减压,解除呼吸窘迫症状,作为术前一种临时性紧急措施。

三、肺动静脉瘘

肺动静脉瘘是较为少见的先天性肺血管畸形,有家族遗传倾向,常常合并毛细血管扩张症。这种畸形可见由各种不同大小和不等数目的肺动脉和静脉直接连接。血管扩张、迂曲或形成海绵状血管瘤,肺动脉血液不经过肺泡直接流入肺静脉,肺动脉与静脉直接相通形成短路。常见者动脉1支、静脉2支。形成一个或多个血管瘤样囊肿,囊腔大小不一,巨大的肺动静脉瘘可以形成直径约10cm的血管瘤。

病变分布于一侧或两侧肺,单个或多个,大小可在1mm或累及全肺,常见于右侧和双侧下叶的胸膜下区及右肺中叶,多位于脏层胸膜下。本病约6%伴Rendu-Osler-Weber综合征(多发性动静脉瘘,支气管扩张或其他畸形,右肺下叶缺如和先天性心脏病)。肺动脉内未氧合的静脉血直接从肺动脉分流入肺静脉,其分流量可达18%~89%,以致动脉血氧饱和度下降,患者有明显发绀、红细胞增多症,又因肺循环、体循环直接相通,易致细菌感染、脑脓肿等并发症。

(一)分类

Ⅰ型多发性毛细血管扩张:为弥漫性、多发性,由毛细血管末梢吻合形成,其短路分流量大。

Ⅱ型肺动脉瘤:由较近中枢的较大血管吻合形成,因压力因素呈瘤样扩张,短路分流量更大。

Ⅲ型肺动脉与左心房交通:肺动脉显著扩张,短路分流量极大,右至左分流量可占肺血流量的80%,常伴肺叶、支气管异常。

(二)诊断依据

1.临床表现及体征

(1)口唇明显发绀,杵状指(趾)。

(2)活动后气急、心悸,病变部位可以听到粗糙的连续性血管杂音。

(3)偶有咯血症状。

2.辅助检查

(1)X线检查:心可以见到边缘清晰、分叶状不规则阴影,部分阴影可以有与肺门相连的条索影,是出入血管瘤的动、静脉,透视下可以见到血管瘤搏动。

(2)超声心动图检查见心内结构正常,声学造影可以证实有心外右向左分流。

(3)肺动脉造影可以证实有肺动静脉瘘。

(三)治疗

(1)有症状、肺动静脉瘘局限在一叶或一侧肺的患者,应该手术治疗,切除一侧、一叶或局部肺组织。

(2)弥漫性尤其是两侧弥漫性肺动静脉瘘是肺叶或局部手术禁忌证,可以考虑肺移植手术。

（3）手术中要仔细处理血管，防止意外出血。

（4）较小且局限的肺动静脉瘘可以用介入方法行栓塞治疗，但要避免栓塞物脱落，误栓正常血管，造成合并症。

（5）婴幼儿症状不重者，可在儿童期手术。

四、肺隔离症

肺隔离症，是临床上相对多见的先天性肺发育畸形，占肺部疾病的 0.15%～6.4%，占肺切除的 1.1%～1.8%。为胚胎时期一部分肺组织与正常肺主体分离，单独发育并接受体循环动脉的异常动脉供血，所形成的无呼吸功能囊性包块。分为叶内型和叶外型：前者位于脏胸膜组织内，其囊腔病变与正常的支气管相通或不相通，临床多见；后者被自己的胸膜包盖，独立于正常肺组织之外，囊腔与正常支气管不相通。叶外型与叶内型肺隔离症的主要动脉均来源于体循环的分支，主要是降主动脉，也可源于腹主动脉上部、腹腔动脉及其分支、升主动脉或主动脉弓、无名动脉、锁骨下动脉、胸廓内动脉、肋间动脉、膈动脉或肾动脉等。多数经下肺韧带进入隔离肺内，常为 1 支，也有 2 支或多支的情况，动脉粗细不等，有的直径可达 1cm 左右。这些异常动脉壁极易发生粥样硬化。叶内型肺隔离症的血液回流入下肺静脉导致左-左分流，叶外型肺隔离症血液回流入半奇静脉、奇静脉、下腔静脉、无名静脉、肋间静脉等。隔离肺可有自己的支气管。肺隔离症常合并有其他先天性畸形，如先天性支气管囊肿、先天性心脏病等。

（一）诊断依据

1.临床表现及体征

（1）叶外型肺隔离症及与支气管不通的叶内型肺隔离症一般无明显症状。

（2）与支气管相通的叶内型肺隔离症常有反复呼吸道感染，发热、咳嗽、胸痛、咳脓痰，甚至咯血。

（3）局部叩诊浊音，呼吸音减弱，偶可闻及啰音，少数患者有杵状指（趾）。

2.辅助检查

（1）X 线胸片较难与肺囊肿相鉴别。

（2）手术前胸部 CT、血管造影等有时可以发现来自体循环的异常供血血管，但是经常是手术证实有体循环供血的异常血管。

（二）治疗

（1）反复感染的肺隔离症应该手术治疗。

（2）手术行局部或肺叶切除时，要特别注意异常血管的处理，尤其是处理下肺韧带时要特别仔细，防止异常血管回缩造成出血。

五、肺大疱

先天性肺大疱是由于先天性支气管发育异常,黏膜皱襞呈瓣膜状,软骨发育不良,引起活瓣作用所致。也可由于感染引起,小儿多见于金黄色葡萄球菌肺炎,由于细支气管炎症、水肿、黏液堵塞,形成局部阻塞活瓣作用。发生在胸膜下的称为胸膜下肺大疱,发生在肺内的称为肺内大疱。大疱壁薄,由扁平上皮组织,可以与肺气肿并存,大疱体积增大时压迫周围肺组织,形成肺不张。

根据病理形态将肺大疱分为以下 3 种类型。

Ⅰ型:狭颈肺大疱。突出于肺表面,并有一狭带与肺相连。多发生于肺中叶或舌叶,也常见于肺上叶。

Ⅱ型:宽基底部表浅肺大疱。位于肺表层,在脏层胸膜与气肿性肺组织之间。肺大疱腔内可见结缔组织间隔,但它不构成肺大疱的壁。可见于肺的任何部位。

Ⅲ型:宽基底部深位肺大疱。结构与Ⅱ型相似,但部位较深,周围均为气肿性肺组织,肺大疱可伸展至肺门。可见于任何肺叶。

(一)诊断依据

1.临床表现及体征

(1)一般症状轻微,巨大肺大疱可以引起胸闷、气短。

(2)肺大疱破裂可引起自发性气胸,产生呼吸困难、胸痛、咳嗽等。

(3)继发感染时可引起咳嗽、咳痰等症状。

2.辅助检查

(1)X线检查可见位于肺野边缘细薄的透亮空腔,可为圆形、椭圆形或较扁的长方形,大小不一。肺大疱与局限性气胸的鉴别要点是:肺大疱向四周膨胀,所以在肺尖区、肋膈角或心膈角区均可见到被压迫的肺组织;而局限性气胸则主要是将肺组织向肺内推压,通常可见被压迫的肺部边缘缩向肺门,肺大疱无这种现象。

(2)CT 检查可发现胸膜下有普通胸片不易显示的直径在 1cm 以下的肺大疱。并可与气胸相鉴别。

(二)治疗

(1)继发感染或合并支气管肺炎的患者需抗生素治疗。

(2)压迫周围肺组织或继发自发性气胸的肺大疱可以手术切除。

(3)手术切除可以选择胸腔镜或开放手术方式。

(4)较小的大疱可以行局部结扎、电烧,较大的可以用器械切除或止血钳钳夹切除后缝合基底正常肺组织。

(5)为减少自发性气胸的复发,可以涂擦胸膜,促进胸膜腔粘连。

(6)严重肺大疱、广泛肺大疱患者可以考虑肺移植。

第二节 肺结核

肺结核(pulmonary tuberculosis,PTB)在 19 世纪被称为"白色瘟疫",是一种由结核分枝杆菌引起的慢性肺部传染性疾病。其传染源主要为排菌的肺结核患者,健康人感染结核分枝杆菌并不一定发病,只有在机体免疫力下降时才发病。全世界每年发生结核病 800 万~1 000 万,约有 300 万人因结核病死亡。1993 年世界卫生组织(WHO)宣布"全球结核病紧急状态",认为结核病已成为全世界重要的公共卫生问题,并将每年 3 月 24 日定为世界防治结核病日,而我国是世界上结核疫情最严重的国家之一,据统计我国结核病年发患者数约 130 万,居全球第 2 位。

一、病因(发病机制)的认知

(一)病因的探索

希腊人希波克拉底(Hippocrates)(约公元前 460～前 377 年)第一次详细记载了肺结核。意大利的法兰卡斯特罗(Fracastoro)(1478～1553 年)对肺结核的传染性做了论述。意大利的 K. Marten 于 1720 年提出肺结核由眼睛看不到的小生物引起。1751 年,西班牙国王 Ferdinand 六世出台了结核病预防法。1753 年佛罗伦萨出台法令,规定结核患者使用的衣物和家具都要烧掉。这一时期人们对结核病的认识还处在模糊阶段。

法国的 Klenke(1843 年)利用结核患者的痰液标本进行动物实验。法国的 Villemin(1827～1892 年)从家兔耳静脉接种结核病痰标本,3.5 个月后在腹腔、肺内也发现结核病变。1879 年,Cohnheim Chauvean 证明 Villemin 试验的正确性,于是结核病首次被科学地证明为传染病。

德国科学家 Robert Koch 在 1882 年通过抗酸染色法发现了结核分枝杆菌,并在 1882 年 3 月 24 日发表了这一结果。他将其分为人型、牛型、鸟型和鼠型 4 型,其中人型菌是人类结核病的主要病原体。肺结核主要由人型结核分枝杆菌侵入肺脏后引起。90%通过呼吸道传播。

(二)病理认知的演变

荷兰的 Sylvius(1614～1670 年)对肺的结核结节进行了详细的记载。英国的 Richard Morton(1653～1693 年)在其所著《结核病学》中提出了结节是肺结核的必然产物。Laennec(1781~1826年)的观察与近代病理学所见一致,即结核病是由结核结节开始,分为渗出性和增殖性。1898年,Kuss开始从事儿童原发感染途径的病理研究,1912年A. Gohn明确了由结核分枝杆菌感染引起的原发灶与相应的淋巴结病变,1916年K.E. Ranke确立了原发综合征的概念,发表结核病分期(三期)学说。1920~1930年,许多学者对原发感染后结核病发生发展进行追踪观察研究,认为继发性肺结核多由内源性引起,而外源性再感染较少。

随着组织学技术的发展,人们逐渐认识到结核分枝杆菌侵入机体后引起机体的炎症变化,分为渗出性病变、增殖性病变和干酪性病变。这3种病变并不是单一存在的,可同时存在于一个病灶中但通常以一种为主,并可随着机体免疫、过敏状态的不同和治疗效果的差异,吸收好转、硬结钙化或浸润进展、溶解播散等。

二、临床表现

对于肺结核的临床表现,"面色苍白、身体消瘦、咳嗽……"19世纪的小说和戏剧中不乏这样的描写。随着人们身体素质的增强,以及抗结核药物的问世,现在大多肺结核患者症状不典型,仅在贫困地区因治疗不及时仍有典型症状。肺结核患者常有结核病密切接触史,起病可急可缓,常见症状有低热、夜间盗汗、疲乏无力等。急性血行播散性肺结核、干酪性肺炎、空洞形成或伴有肺部感染时可表现为高热。其他症状如下。

1.咳嗽

干咳为主,如伴有支气管结核,常有较剧烈的刺激性干咳。

2.咳痰

多为白色黏痰,较少,合并感染、支气管扩张时咳黄脓痰;干酪样液化坏死时也可有黄脓痰,偶尔可见坏死物排出。

3.咯血

结核坏死灶累及肺毛细血管壁时,可出现痰中带血,如累及大血管,可出现不同程度的咯血。

4.胸痛

病灶与胸膜粘连常可引起钝痛或刺痛,与呼吸无明显相关;并发结核性胸膜炎会引起较剧烈的胸痛,与呼吸相关。

5.呼吸困难

以下情况可出现呼吸困难:大量胸腔积液、气胸;气管或较大支气管狭窄,纵隔、肺门、气管旁淋巴结结核压迫气管、支气管;晚期肺结核,两肺病灶广泛引起呼吸功能衰竭或伴右心功能不全。

6.结核性变态反应

青年女性多见,可引起全身性过敏反应,临床表现类似于风湿热,主要有皮肤的结节性红斑、多发性关节痛、类白血病和滤泡性结膜角膜炎等。经抗结核治疗后可好转。

总之,肺结核并无特异性的临床表现,伴有免疫抑制状态的患者,临床表现多不典型,起病和临床经过隐匿;或者急性起病,症状危重,且易被原发疾病所掩盖,易误诊。

三、诊断

古希腊人,曾使用叩诊法、听诊法诊断胸部疾病,公元 2 世纪时 Arelaeus 就已经将视诊、触诊、叩诊、听诊作为疾病诊断的重要方法。

X 线检查法:Rontgen WK 于 1910 年开始将 X 线用于临床,不同类型的肺结核有其相应的 X 线影像特征。

1.原发综合征

典型的表现为哑铃状双极现象,一端为肺内原发灶,另一端为同侧肺门和纵隔肿大的淋巴结,中间为发炎的淋巴管。

2.血行播散性肺结核

急性血行播散性肺结核表现为两肺广泛均匀分布的密度、大小相近的粟粒状阴影,即所谓"三均匀"X 线征。亚急性和慢性血行播散性肺结核的粟粒状阴影则分布不均匀,新旧不等,密度和大小不一。

3.继发性肺结核

病灶多发生在肺上叶尖后段、肺下叶背段,病变可局限也可侵犯多肺段,X 线影像可呈多形态表现,也可伴有钙化,可伴有支气管播散灶和胸腔积液、胸膜增厚与粘连。易合并空洞。

CT 检查法:1961 年美国人 Oldendrf 提出了 CT 的方法,1972 年 EMI 公司成功研制头部 CT 并应用于临床。胸部 CT 扫描表现可归纳为"三多三少",即多形态、多部位、多钙化和少肿块、少堆聚、少增强。胸部 CT 扫描可发现胸内隐匿部位病变。

结核分枝杆菌痰涂片法:德国的 Robert Koch(1843～1910 年)在碱性亚甲蓝液中长时间染色,傅斯麦棕(碱性染料)复染,成功地染出特有的结核分枝杆菌。1882 年 Ziehl F 发表了用石炭酸复红结核分枝杆菌染色法,1883 年丹麦的 Neelsen

FA 将 Ziehl 染色法改良为 Ziehl-Neelsen 热染法(抗酸染色法),抗酸染色检出阳性有诊断意义。

结核分枝杆菌培养:时间长。

结核菌素试验:我国目前使用的为自行研制的结核菌素纯蛋白衍生物(PPD),无非特异性反应。强阳性者有助于诊断。

结核病分子生物学技术、结核病免疫技术、血清学检查等现代诊断技术已经应用于临床,血清结核抗体测定、红细胞沉降率检查、结核分枝杆菌聚合酶链反应(PCR)、胸腔积液检查、支气管镜检查、胸腔镜检查、纵隔镜检查、组织学病理检查成为重要的诊断方法。

四、手术适应证与禁忌证

在有效的抗结核药物问世之前,外科医生已经开始了对肺结核外科治疗的研究。至 20 世纪 40 年代高效抗结核药物出现前,外科手术一度是治疗肺结核的唯一方法。随着对肺结核病菌的不断认识和探究,目前绝大部分的肺结核患者可以通过内科的化疗而获得痊愈,但对于部分难治、重症肺结核以及伴有严重并发症或耐多种药物的肺结核患者,外科手术仍为治疗的有效手段之一。归纳起来,目前主要的外科治疗手段为切除疗法和萎陷疗法两类。

(一)肺切除术

肺切除术可直接切除病变,术后痰菌阴转率高,病死率低,并发症少,被公认为肺结核外科治疗的首选方法。

1.适应证

(1)肺结核空洞:①厚壁空洞;②张力空洞;③巨大空洞;④下叶空洞。

(2)结核性球形病灶大于 2cm 时。既往为直径 3cm 以上的结核瘤,这说明人们已认识到直径 2~3cm 的结核瘤也需要外科手术的干预。

(3)毁损肺,肺叶或一侧全肺毁损。

(4)结核性支气管狭窄或支气管扩张。

(5)反复或持续咯血,经药物治疗无效,病情危急。

(6)其他适应证:①久治不愈的慢性纤维干酪性肺结核,反复发作,病灶集中在某一肺叶内;②胸廓成形术后仍有排菌,如有条件可考虑切除治疗;③诊断不确定的肺部可疑块状阴影或原因不明的肺不张。

2.禁忌证

(1)肺结核正在扩展期或处于活动期,全身症状重,红细胞沉降率等基本指标不正常,或肺内其他部位出现新的浸润性病灶。

(2)一般情况和心肺代偿能力差。

(3)临床检查及肺功能测定提示病肺切除后将严重影响患者呼吸功能。

(4)合并肺外其他脏器结核病,经过系统的抗结核治疗病情仍在进展或恶化。

(二)胸廓成形术

胸廓成形术是将不同数目的肋骨节段行骨膜下切除,使该部分胸壁下陷后靠近纵隔,并使其下面的肺得到萎陷,因而是一种萎陷疗法。它的主要作用:①使病肺松弛和压缩,减小该部位呼吸运动幅度,从而使病肺得到休息;②萎陷使空洞壁靠拢,消灭空腔,促进愈合;③压缩减缓该部分的血液和淋巴回流,减少毒素吸收,同时使局部缺氧,不利于结核分枝杆菌繁殖。手术可一期或分期完成,根据患者一般情况以及所需切除肋骨的数目和范围而定,以避免一期手术创伤范围过大以及术后发生胸壁反常呼吸运动造成有害的生理变化。近30年来这种手术由于其治疗肺结核的局限性和术后并发脊柱畸形等缺点,同时肺切除术的普及且具有更满意的疗效,因而已很少采用。但对于一些不宜做肺切除术的患者,胸廓成形术仍不失为一种可供选择的外科疗法。此外,它还可为某些患者创造接受肺切除术的条件。

1.适应证

(1)肺上叶空洞,一般情况差、不能耐受肺切除术患者。

(2)肺上叶空洞,但中、下叶也有结核病灶。若做全肺切除术,则肺功能丧失过多;若仅做上叶切除术,术后中、下肺叶可能代偿性膨胀,致残留病灶恶化。可同期或分期加做胸廓成形术。

(3)一侧广泛肺结核灶,痰菌阳性,药物治疗无效,一般情况差、不能耐受全肺切除术,但支气管变化不严重患者。

2.禁忌证

(1)张力空洞、厚壁空洞以及位于中下肺叶或近纵隔处的空洞。

(2)结核性球形病灶或结核性支气管扩张。

(3)青少年患者,因胸廓成形术术后可引起胸廓或脊柱明显畸形,应尽量避免施行。

(4)支气管内膜结核,因可加剧支气管内肺结核性病变。

(5)一般情况差,肺功能不佳,对侧有活动性病灶。

胸廓成形术应自上而下分期切除肋骨,每次切除肋骨不超过4根,以减少反常呼吸运动。每期间隔约3周。每根肋骨切除的长度后端应包括胸椎横突,前端在第1～第3肋(应包括肋软骨),以下逐渐依次缩短,保留靠前面部分肋骨。切除肋骨的总数应超过空洞以下 2 根肋骨。每次手术后加压包扎胸部,避免胸廓反常呼吸运动。胸廓成形术对肺内有良好的压缩,如选好适应证,效果较好。但有时手术需分期进行,患者需忍受多次手术的痛苦。

五、治疗

肺结核目前的治疗以化疗为主,其他方式只是作为辅助治疗。纵观肺结核的治疗历史,其治疗经历了以外科治疗为主的时代到以内科治疗为主的时代,其主要原因是抗结核药物的研发和运用及内科治疗结核的有效性得到认可。

目前肺结核治疗方式主要有以下几大类:药物治疗、外科治疗、介入治疗、基因治疗等。

(一)药物治疗

以上治疗方式中,以抗结核药治疗效果最好,也是目前主流的治疗方式。其一线抗结核治疗的药物主要有异烟肼、利福平/利福喷丁、吡嗪酰胺、乙胺丁醇、链霉素等。抗结核的新药在不断更新,目前针对结核分枝杆菌靶分子新型药物,如 2-烷氧羰基氨基吡、啶类紫杉烷类、吩噻嗪类等正在研发中。

(二)外科治疗

虽然内科抗结核药物治疗肺结核取得了巨大的成就,但部分患者仍需要外科治疗,尤其是多重耐药结核分枝杆菌,其药物治疗效果不佳,以及一些空洞型肺结核,因血管性因素,使得抗结核药物成分无法有效地达到病灶内。

外科治疗方式目前主要以胸廓成形术的萎陷疗法和肺切除术治疗肺结核为主要术式,且胸廓成形术适应证也在缩小。

(三)介入治疗

主要包括经皮穿刺介入和经支气管镜介入给药及物理方法治疗,因介入治疗所能涉及的病灶相对局限,很难同时对多个病灶同步介入治疗,且反复机械性创伤易导致患者的依从性降低,所以这种方法对单一病灶的病例疗效较好,多数患者难以长期坚持治疗。

针对干酪性病灶行支气管引流治疗,如气管镜介入清除痰栓球囊扩张治疗瘢痕狭窄、去除肉芽肿、控制炎性水肿等,该方法可保证干酪性坏死病灶的引流排空,利于坏死灶内结核分枝杆菌或耐药菌的清除。

(四)基因治疗

前景较好的基因疗法是异柠檬酸离合酶基因敲除法,该法可使结核分枝杆菌丧失无氧代谢生存能力,使吞噬细胞内低代谢或休眠状态下的持留菌易于被吞噬细胞消灭。基因治疗和药物治疗一样,对纤维病灶内结核分枝杆菌无效或低效。

第三节　肺气肿

慢性阻塞性肺疾病(chronic obstructive pulmonary disease,COPD)是影响公共健康的重大问题,肺气肿是其进展的主要原因之一,也是主要的治疗难点。对于肺气肿的治疗临床尚缺乏有效药物和手段,单一的内科治疗具有一定的局限性。外科治疗手段主要包括肺减容术(lung volume reduction surgery,LVRS)和肺移植。肺移植是终末期肺疾病的唯一治愈方法,肺减容手术是肺气肿的有效外科治疗手段。

一、肺气肿的外科治疗

对于大疱性肺气肿的外科治疗,手术技术非常成熟,临床效果明确,可以明显改善患者的肺功能和生活质量。如果患者肺大疱超过胸腔的1/3并且第一秒用力呼气量(FEV$_1$)小于50%预计值获益更为明显。

肺气肿外科治疗主要困难是弥漫性肺气肿,回顾其发展历史,大致可分为早期探索、肺移植、肺减容术3个阶段。最终在正确地认识了肺气肿发病机制的基础上确立了肺减容术的地位,而这种地位的确立是在肺移植之后。

肺的过度充气和胸廓的扩张是人们最早注意到的肺气肿的病理生理变化。1906年,Frenud为此设计了肋软骨切除术,但疗效很不稳定。之后学者认识到通过切除肺的自主神经可消除气道痉挛、减少气道分泌物及扩张血管增加肺的血供。1923年,Kummel应用交感神经节切除术治疗哮喘及其引起的肺气肿,后来人们又设计了交感神经切除术、迷走神经切除术等多种术式。

后来有学者提出肺膨胀是导致胸廓扩张和一系列呼吸系统症状的主要原因,肺气肿手术的重点便转为设法缩小肺的体积。1927年,Voelcker使用后侧椎体旁胸廓成形术。此后人们发现横膈下移、运动减弱是引起呼吸困难的原因之一,手术的目的转为抬高膈的位置。1924年,Reich和Piaggio Blanco报道了人工气腹治疗肺气肿的研究。1934年,Alexander设计了特殊的腹带,用于压迫腹壁增加腹压来治疗肺气肿。1947年,Allison设计了膈神经切断术来限制气肿肺的过度膨胀。不言而喻,这几种建立在错误病理生理认识上的手术,导致患者的胸廓或膈的运动能力更为低下,所以术后呼吸困难反而加重。

20世纪中期,有学者认为肺气肿是肺组织营养不良的继发改变,可通过改善血供阻止这种变化。1952年,Crenshaw设计了壁胸膜切除术,使胸壁的血流能通过新生的侧支血管提供给外周肺组织。但壁胸膜切除术只是提供了有限的血液而不改善通气,故无法从根本上改善呼吸功能,因此效果有限。1954 年,Hissen 设计了气管成形术。

由于当时认识水平有限,上述各种术式依据的理论,或是错误的,或是局限的,均没有解决外科治疗肺气肿病理生理变化的"瓶颈"。尽管在内科领域这一方面的认识取得了一定的科学性结果,但是在如何寻求外科有效治疗手段方面没有任何新的突破。自 20 世纪 60 年代起,弥漫性肺气肿的手术治疗一度步入低潮。然而上述前辈的经验带来了很大的启发:①壁胸膜切除有限的效果提示肺组织血供很重要,不仅满足了肺组织自身代谢的需要,也提供了可进行呼吸交换的有效循环,而这一方法产生效果的有限原因可能是所提供的有效循环不足;②通过外界因素例如抬高膈肌、缩小胸廓、改变气管不仅无效而且还会加重症状;③切断交感神经、改变气管神经调节尽管效果不稳定但仍可以部分缓解症状,原因可能是在一定程度上解除了肺气肿患者的气管痉挛和哮喘,从而改善了通气,说明通气的改善有一定效果。

这些开拓性工作和经验的总结使人们更加接近了"真理"的认识,1957 年美国医师 Brantigan 对肺减容术的最初探索为后来肺气肿外科发展开创了新的领域、奠定了相当的基础。他认为肺气肿时,有限的胸腔中容纳了体积明显膨胀的肺组织,胸膜腔负压变小或消失,使肺组织弹性回缩力消失,呼吸时小气道易于塌陷而致呼吸困难。因此只要通过手术切除无功能的肺组织,恢复胸膜腔内负压,即可重新恢复肺组织弹性回缩力而改善呼吸状况。作者对 33 例肺气肿患者施行了多处肺楔形切除或折叠术,术后 75% 患者临床症状明显改善。但由于在当时缺少客观资料以及术后近期病死率高达 16%,因此他的理论及其肺减容术方法未能被广泛接受。但是目前看来,这一理论是最接近"真理"的,而这一论断的明确得益于后期手术技术的进步和肺移植的发展。

二、肺减容术的确立与发展

20 世纪 60 年代肺移植技术的成功为终末期肺气肿患者外科治疗带来了新的希望,但早期肺移植技术由于种种原因(感染、排斥反应、吻合口瘘等)一度陷入困境。直至 20 世纪 80 年代环孢素(CsA)等的出现极大地推动了肺移植术的发展。但是,由于供肺的缺乏远远满足不了众多肺气肿患者的需求,许多肺气肿患者在等待移植的过程中死亡。另外,肺移植费用高,术后还需要长期使用昂贵的免疫抑制剂以及肺移植并发症等多方面原因,使得肺移植术治疗肺气肿还不能完全解决问题。

随着对呼吸生理及肺气肿病理生理的深入研究和认识,以及肺移植实践的经验积累,Cooper 等发现:①供肺植入肺气肿患者的胸腔后,过度扩大的胸腔容积缩小,低平的横膈上抬,患者胸式及腹式呼吸均比术前改善;②在单肺移植治疗慢性阻塞性肺疾病(COPD)时发现,单肺通气时气肿肺在适当通气下仍可有较满意的气体交换;③肺气肿患者单肺移植后,纵隔向术侧移位可使对侧横膈和胸廓形态趋于正常。1993 年报道最初的有严重气促、胸廓膨隆及明确定位(靶区)的严重肺气肿患者 20 例施行肺减容术无一例死亡,术后各项指标好转,有 86% 原先需吸氧者停止持续吸氧,运动耐力明显增强,术后 1 年病死率 5%,其疗效受到普遍关注。由 Brantigan 1957 年提出、经 CooPer 发展的肺减容术从此在许多国家迅速开展,成为胸外科领域内的一个新热点。

我国王俊教授在 1996 年率先开展了肺减容术,并迅速推动了这项技术的开展,北京、广州、上海等医疗中心在大力推动肺减容术的同时,对其手术适应证和相关基础机制进行了大量的探讨,为我国的肺气肿肺减容治疗奠定了基础。

为什么肺减容术可以改善呼吸困难?随着手术的开展相应出现一系列问题,包括手术机制的研究、手术范围的探讨等。可以说 1993~1998 年是肺减容术不断探索的阶段,这一时期众多学者对上述问题进行了大量的工作。通过动物实验证实,肺减容的体积在 20%~30% 是理想的选择,超过这一范围患者的并发症明显增多,死亡率增加。

COPD 是终末支气管远端部分异常膨胀及过度充气而导致的肺组织弹性减退和容积增大的病理改变。肺气肿一般在肺的尖部和边缘比较明显,这就为手术提供了一些明确的切除区域。对肺减容术治疗 COPD 的作用机制研究很多,归纳为以下几点。

1.肺弹性回缩力增加

COPD 的肺组织弹性回缩力减弱,细小支气管的气流阻力增加。肺减容术后,余肺扩张使牵引支气管壁的肺弹性回缩力增强,从而减少细小支气管的阻力,增加通气量,改善肺通气功能。这也正是 Brantigan 最初提出肺减容术治疗肺气肿的理论依据。

2.通气/血流比值改善

手术切除过度膨胀的肺泡组织可以减少死腔,改善通气/血流比值,增加周围正常肺泡换气功能,术后动脉血氧分压提高,可减少对氧气的依赖性。

3.呼吸肌作用增强

膨胀的无功能肺泡组织部分切除后,肺容积减少,使得胸廓直径缩小,膈肌也恢复或部分恢复原有的穹顶形状,呼吸肌恢复正常的收缩状态,伸张余地增加,从而改善驱动呼吸的功能。

4.血流动力学改善

通过肺减容术切除过度膨胀的肺组织后,余肺组织扩张可使肺毛细血管床得到充分利用,受压的相对正常肺组织的血管阻力下降,肺组织供血增加,同时胸廓内负压增大使体循环回流增加,这样使右心室的前后负荷均能达到较为理想的水平,改善右心功能。

肺减容术后带来对肺气肿病理生理机制的新的认识推动了手术的发展,但仍有一些问题值得研究。手术后肺气肿的症状得到一定程度的缓解,但是疾病本身的病理过程仍在继续,而且发展趋势加快。每年丧失的肺功能值约 150mL,较手术前 60～80mL 提高 1 倍,因此手术带来的肺功能的改善在 3～5 年后便消失殆尽,恢复至手术前水平,其原因可能与胸腔内负压恢复后促进了 COPD 病理进程有关。

三、肺减容术的适应证和禁忌证

(一)手术适应证

接受肺减容术的患者是肺功能重度减退、活动能力严重受限、保守治疗无效的严重 COPD 患者,因此手术危险性相对较大。严格掌握手术适应证是手术成功的关键,仅 10%～20% 的 COPD 患者适宜肺减容术。目前认为手术适应证如下。

(1)年龄小于 75 岁。

(2)诊断明确的弥漫性肺气肿。

(3)呼吸困难进行性加重,内科治疗无效。

(4)临床治疗稳定时间大于 1 个月。

(5)戒烟时间大于 6 个月。

(6)吸入 β 受体激动药后 FEV_1＜45% 预计值,肺过度充气残气量(RV)＞150% 预计值,肺总量(TLC)＞100% 预计值。

(7)PaO_2＞6kPa(45mmHg),$PaCO_2$＜8kPa(60mmHg)。

(8)功率自行车:康复训练后运动负荷男性＜40W,女性＜25W。

(9)高分辨率 CT 证实病变程度不均一,且以肺上叶病变为主。

(10)核素通气和血流扫描及 X 线胸片、胸部 CT 显示肺上部及周围区域有明显通气血流不均匀区域(靶区)存在。

(11)无严重冠心病病史和肝肾等重要脏器病变及精神障碍患者。

(12)肺动脉压<4.8kPa(35mmHg)。

(二)手术禁忌证

(1)年龄>75岁。

(2)严重肥胖或者恶病质(体重超过标准体重的1.25倍)或过度消瘦(体重不足标准体重的75%)。

(3)肺动脉高压(收缩压>45mmHg,舒张压>35mmHg)。

(4)严重哮喘、支气管扩张或者慢性支气管炎伴大量脓痰。

(5)胸外科手术禁忌,如胸膜固定、严重胸廓畸形等患者。

(6)不耐受手术或不宜手术,如心力衰竭、严重心脑血管疾病、恶性肿瘤等。

(7)$FEV_1 \leq 20\%$预计值,肺一氧化碳弥散量(DLCO)$\leq 20\%$预计值。

(8)病变程度均一或非上叶病变为主。

(9)严重冠心病或其他重要脏器疾患。

(10)术前需用呼吸机维持呼吸者;长期服用激素治疗,如泼尼松>15mg/d。

(三)肺气肿的个体化治疗

个体化治疗是肺气肿患者选择肺减容术治疗必须遵循的一个原则,如何更好地使患者获益是追寻的目标。肺减容术的适应证和禁忌证是在大量的动物实验和临床试验的基础上逐步完善的,特别是美国肺气肿治疗临床试验小组(NETT)的多中心研究的结果,例如肺功能的界定等。应该指出,以上所述的手术适应证和禁忌证都是相对的,只是作为临床工作中选择患者的参考指标。这些标准在实践的过程中不断完善充实,有学者对某些属于禁忌证的患者如高龄(年龄>75岁)、肺动脉平均压力中度升高等进行了肺减容术的探索,并取得了一定疗效。下列问题也值得进一步研究和商榷:①靶区明显并且较为局限的$FEV_1 \leq 20\%$预计值或DLCO$\leq 20\%$预计值的患者是否可行肺减容术,已经有研究证实了其可行性,但远期效果还待评估;②在严格系统围术期治疗的基础上,体重的限制可能越来越小;③在无创通气、体外膜肺(ECMO)等的支持下,需呼吸机支持的患者是否一定排除在肺减容术之外;④如果患者在肺减容术3～5年后没有机会肺移植、如果还有靶区存在,那么可否再做该手术;⑤如何界定手术切除引起肺组织和微血管体积的丧失对心肺功能的影响,也就是如何最大限度地贯彻尽可能的切除无功能的肺组织而保留有功能的肺组织这一原则。

四、手术方式

肺减容术手术方式大体上可分为两类,即开胸手术和胸腔镜手术(VATS)。两种手术切除肺组织的范围均由术前检查结果和术中观察结果共同决定,包括术前胸部 CT、核素通气显像及术中直视下定位。两种手术的切除范围和切割方法相同,一般为一侧肺容积的 20%～30%,每侧为 30～110g。

上述两种术式各有优缺点,术后患者的肺功能和呼吸困难症状改善相似,对于高龄患者,VATS 死亡率低于开胸肺减容术。两者 30d 和 90d 的死亡率无明显差别(分别为 2.8%、2.0% 和 5.9%、4.6%),手术并发症发生率均较低,但平均住院时间开胸手术长于 VATS。对于 6min 步行试验、肺功能和长期生活质量,两者结果相近,但在术后早期 VATS 患者的总体恢复情况显著好于开胸手术($P = 0.001$)。而严重术后漏气需要外科治疗的患者前者明显高于后者(发生率分别为 5.9% 和 2.2%)。目前认为双侧肺减容术总体疗效优于单侧,但双侧术后肺功能下降较单侧快。与间隔 6～9 个月的分期双肺减容术比较,同期双侧的优势不明显,两者在肺功能长期改善和远期生存上无明显差别,1 年、2 年、3 年的生存率之比(单侧/双侧)分别为 86%/90%、75%/81%、69%/74%。

肺减容术手术方式经过近 30 年的演变,越来越多的医生选择 VATS 进行肺减容术。因为胸腔镜的切口较胸骨正中切口暴露好,并且现代胸腔镜创伤小、痛苦轻、恢复快、美容效果好,更符合现代外科的理念。尽管 VATS 对身体状况较差或有美容要求的严重肺气肿患者可能更为适宜,但对于胸腔内粘连较重、有出血倾向的患者应谨慎。虽然 VATS 已经成为一种标准的手术方法,但是对于手术中出血的问题仍需广大医务者谨慎处理。如果患者体质较好,耐受力较强,可行同期双肺减容术,否则应行分期双肺减容术。对于高危患者或一侧胸腔粘连严重且气肿在双肺分布不对称者,宜采用单侧肺减容术,这对未减容侧的肺功能也有促进作用,也可为再次手术创造机会和赢得时间。

五、肺减容术主要并发症及其防治

(一)术后肺断面漏气

残肺持续漏气(>7d)是肺减容术最常见的手术并发症,大量漏气导致感染,愈合期延长,不能拔管甚至呼吸衰竭,是造成死亡的主要原因。早期采用带牛心包的钉夹缝切器,尽管一定程度上较好地解决了断面漏气问题,但术后漏气发生率仍在 18%～30%。同时,牛心包作为一种异体异种物质经过灭活后仍可引起局部较为严重的炎症反应和钙化反应。患者在手术后数月甚至 5 年后咳出钉夹和心包垫片。而在手术后应用小剂量、短疗程的激素可以减少这种异物性免疫反应,促进术后肺功能的恢复和改善,而且不增加术后并发症。由于"疯牛病"的问题牛心包已经被禁用,现多采用组织相容性更好的材料包括胸膜瓣、涤纶片,以及可吸收性 Polyglatin 加固缝切线、加用生物蛋白胶封堵针眼、生物黏合剂、肺折叠缝合等方法。

预防的关键:①术中操作精细,尽量避免肺组织撕裂伤,保护有功能的残肺组织,以防分泌物污染呼吸道,加重通气不足或感染播散。在手术过程中应间隔 $30\sim60$min 双肺通气 $5\sim10$min,以缩短低氧性肺血管收缩时间、减少术后肺泡炎症渗出,而当术中因通气不足血氧饱和度低于 75%、心率明显上升时,应暂停手术,并迅速采取措施改善通气,在血氧饱和度恢复到 95% 以上,心率下降,其他情况好转后可继续手术。②术后应尽早拔除气管插管,避免因机械正压通气引起或加重肺漏气。如出现急性呼吸性酸中毒时,可用持续气道加压通气(CPAP)和压力支持通气(PSV)模式经面罩辅助呼吸,直到正常。无创通气具有较好的应用价值。③术后止痛极为重要,有效的术后镇痛和及时的胸部理疗有助于减少疼痛发生率。有效的肋间神经止痛可以减少手术中肌松剂使用,也利于术后伤口止痛,避免术后过度疼痛影响呼吸和咳嗽排痰。采用的方法包括肋间神经冷冻、长效局麻药混合亚甲蓝肋间神经阻滞等。④术后常规行胸部 X 线平片检查,了解肺膨胀情况,如肺压缩 $>30\%$,$SaO_2<90\%$ 和患者出现皮下气肿,可用 $5\sim10cmH_2O$ 的负压持续吸引。⑤对于术前激素依赖患者,术后注意激素治疗防止肾上腺皮质功能衰退。⑥术后控制输液量,可使患者处于轻度液体"负平衡",对于多数患者输液可维持在 $60\sim80mL/h$。应注意有无电解质紊乱,避免肺水肿,卧床期间注意翻身,防止压疮、肺炎及深静脉血栓,尽早下床活动。⑦加强营养支持,术后提供营养丰富、易消化的饮食,同时要限制糖的摄入、减少 CO_2 潴留,并逐渐过渡到普食,采用少量多餐方法,以减轻胃的饱胀感。保持口腔清洁,以促进食欲,力求迅速改善机体 COPD 恶病质状态,提高蛋白水平至正常范围。

(二)呼吸衰竭

呼吸衰竭是导致手术后死亡的主要原因之一。主要与术前的基础肺功能差、术中操作粗糙费时、术后长时间漏气、肺部的严重感染等因素有关,部分患者术后短时间内的呼吸衰竭还可能由麻醉药物的残留引起。拔管后 3d 内重新插管的发生率为 $3\%\sim6\%$。

防治的关键与思考:①手术前 2 周开始进行肺保护等围术期处理,可以应用沐舒坦等药物促进排痰,加强肺康复锻炼和咳痰训练。②尽可能减少手术创伤,缩短手术时间,保留肺功能(如采用微创手术等)。③呼吸管理:采用双腔支气管插管、小潮气量、延长呼气时间的通气模式,尽量避免持续的正压通气以减少肺损伤。术中连续 CO_2 监测和多次血气分析调整呼吸频率,使 $PaCO_2$ 保持在容许的高碳酸血症范围,不但方便手术操作和病变识别,而且可防止肺过度膨胀造成的呼吸、循环紊乱。④注意保持呼吸道通畅,积极控制感染;如通气短期内不能改善,应及时建立人工气道进行人工通气,术前为高危患者,可于术毕保留和(或)更换经鼻气管插管,人工通气尽量采取压力控制和(或)压力支持模式;如患者清除能力良好,清醒合作,可应用无创通气的方法。⑤术前仔细地评估肺功能,并做胸部 CT 及肺的通气＋灌注核素扫描,有条件者还应进行膈肌功能的测定。⑥术后任何原因引起的哮喘、烦躁、疼痛、排痰不畅,均可造成呼吸困难或呼吸衰竭。充分的止痛、镇静是必要的,可以改善通气,降低耗氧量,维持足够的心肺功能。

(三)肺复张不良与残腔感染

这是引起手术失败而导致死亡的主要原因之一。国内肺气肿患者多并发营养不良及肺大疱和陈旧性肺结核,因此国内进行的实际为肺大疱切除术＋肺减容术。部分患者因此存在残腔易合并感染。分离粘连时也易致术后过度的胸膜反应,胸膜明显增厚;术中为减少漏气可能缝扎过度,进一步影响肺的复张,使残腔持续存在,明显的胸膜增厚和残腔形成限制性通气功能障碍,不利于通气功能的改善。

防治的关键:①术前慎重地评价肺功能,评估胸膜粘连的情况及拟切除的肺组织部分。②术中注意手术的技巧,减少对胸膜的刺激与过度的缝扎;术中应间断复张术侧肺,以便检查剩余肺组织量,防止切除过多,同时观察切缘形状,使之与胸廓形态尽量接近,另外还可检查切缘针眼;尽可能消除或减少残腔,可剥离壁胸膜包裹在肺组织上。③术后进行严密的监测与充分的引流,避免残腔的感染和肺复张困难。呼吸道阻塞多为分泌物潴留、气道引流不畅及麻醉药物残留所致。④术前由专门的医护人员指导患者进行呼吸锻炼和咳嗽训练;培养专业的呼吸治疗师对术后患者进行胸部物理治疗,协助气道分泌物的清除。

近年来对肺减容术术后并发症的处理,带来了一些观念的更新和启发。①尽可能地减少对肺的损伤是一个主要环节,近年来这一概念的更新是在肺功能层面减少肺损伤,实际上这可能更为重要。②全身及局部营养状态非常关键,但具体细节还有待研究。③术后疼痛的有效控制不仅可以促进患者痰液的咳出,也可以通过增加患者的活动而减少其他并发症。④激素并非手术后绝对禁忌,关键是应用的时间和剂量。⑤适当的免疫调节可以促进患者的恢复,其作用机制非常复杂,如何调节其平衡需要深入研究。

六、肺减容术的效果评价

肺减容术的概念提出到现在已经有 60 多年的历史,这种方法重新开始并取得较好的效果已近 20 年,几项较大规模的临床资料研究明确证实,在掌握严格适应证的情况下,可以使 70% 以上的患者肺功能、主观生活质量改善,在近期症状改善、远期生存上获得较明显的益处。同时这种改善效果显著优于内科治疗。

(一)呼吸困难和生存质量(QOL)

手术后患者的呼吸困难和生存质量(QOL)可以获得明显改善。术后 6 个月、3 年和 5 年,呼吸困难指数改善的患者比例分别为 81%、52%、40%,患者生活质量改善的比例分别为 93%、78%、69%,改善明显好于内科治疗组,特别是以肺气肿为主的 COPD 患者更为明显。手术后系统的肺康复治疗和密切的随访观察会使这种改善更为明显和持久。

(二)运动耐力

手术对运动耐力的影响是效果评价的一项重要指标。肺减容术可以改善呼吸肌力学、提高运动耐力,最大限度的好转发生在术后 6～9 个月。在实际工作中肺减容术后患者徒步自行来医院复查已经并不少见,这对长期内科治疗下吸氧难以自由活动的患者的益处不言而喻。6min 步行试验和呼吸困难指数是目前常用的检测方法。而最大负荷的踏车运动试验可能更适合测试运动耐力。

(三)肺功能

肺功能指标不仅是手术指征的重要参考指标,也是术后评价的主要依据。对于晚期 COPD 患者肺减容术后肺功能变化的研究较早,也相对较为系统。肺减容术后,早期尽管有 35% 的患者 FEV_1 改善不明显,但仍好于内科治疗。单侧、双侧肺减容术后,FEV_1 改善分别为 25%～35%、30%～60%,RV 减少在 15%～30%。肺减容术并没有彻底解决肺气肿病理生理问题,但是可以通过切除相对无功能的肺组织使得有功能的肺组织更好、有效地发挥功能,使患者获得更长时间的生存和更好的生活质量。

(四)肺减容术对 COPD 远期生存的影响

这是人们一直普遍关注的热点问题。COPD 自然转归 5 年生存率≤40%,明显低于目前多家报道的肺减容术术后生存率。早期研究结果报道 1 年、3 年、5 年的生存率分别为 94%、84%、68%。近年统计显示,3 年生存率为 72%,5 年生存率为 71%。

需要注意的问题:①肺功能指标并非最佳的依据,受主观影响较大。进一步检测运动最大氧耗量（VO_2max）和峰氧耗量（VO_2peak）更有意义,但尚缺乏统一的标准。②因为可以接受手术的患者仅占晚期 COPD 患者总数的 30%,这部分患者相对在症状、生活质量、肺功能等方面要好于不适于手术的患者,而且由于手术本身可能并不对远期生存产生足够的影响,因此这种比较可能缺乏一定的严谨性。③手术后患者呼吸困难程度与肺功能改善的指标并不完全一致,具体的原因还有待进--步分析。

第四节　肺癌

肺癌大多起源于支气管黏膜上皮,因此也称支气管肺癌。近半个世纪以来肺癌发病率和病死率显著增高,已成为危害生命健康的重要疾病。2019 年 1 月,国家癌症中心发布的全国癌症统计数据显示,肺癌发病率在男性恶性肿瘤中居首位。肺癌以男性为多,男女之比为 4∶1~6∶1,近年来女性肺癌的发病率也明显增高。肺癌多发生于 40 岁以上人群。

一、病因

肺癌的病因与其他肿瘤相比,相对较为清楚。它与吸烟、职业及大气污染、环境因素有关。调查研究证明:①长期吸烟者比不吸烟者肺癌发生率高 20 倍;②吸烟与肺癌的发生有剂量效应关系,即吸烟越多,发生肺癌的机会越多;③戒烟可以减少肺癌的发生。吸烟可引起肺癌的主要原因是烟草中含有烟草焦油、3,4-苯并芘、亚硝胺等十多种有害致癌物质。某些工业生产及矿区职工肺癌的发病率较高,可能与长期接触石棉、铬、镍、铜、锡、砷、铀等元素有关。工业发达、空气污染严重的地区肺癌发病率高于工业不发达地区,城市居民高于农民,近郊高于远郊。这可能与煤和石油燃烧后释放出二氧化硫、煤焦油,特别是 3,4-苯并芘等可致癌的有害气体有关。它们直接作用于和环境空气接触面积最大的肺脏,使其成为致癌因素的靶器官。因此,应该提倡戒烟,加强治理工矿、城市环境污染和"三废"处理工作。此外,人体内在因素如免疫状态、遗传因素、肺部慢性感染性疾病等,可能对肺癌的发生也有一定影响。

二、病理

肺癌可起源于从主支气管到细支气管的黏膜上皮。早期局限于基底膜内者称为原位癌。肺癌可向支气管管腔和(或)邻近的肺组织内生长,并可通过淋巴、血液或经支气管转移扩散。肺癌的生长速度及转移扩散情况与癌瘤的组织学类型、分化程度等生物学行为有关。

肺癌的分布右肺多于左肺，上叶多于下叶。在其生长过程中，癌瘤可引起支气管部分或完全阻塞，产生局限性肺气肿、阻塞性肺炎或肺不张。起源于主支气管、肺叶支气管，位置靠近肺门者称为中心型肺癌；起源于段以下支气管，位置在肺的周围部位的肺癌，称为周围型肺癌。

1.大体类型

肺癌的大体类型可以分为以下几种。

(1)管内型：肿瘤局限于支气管管腔内，可以有管壁侵犯，管壁外的肺组织内无肿瘤浸润。有些肿瘤呈菜花样或息肉样，并可有蒂。

(2)管壁浸润型：此型不形成肿块，而是浸润破坏支气管壁，并侵入周围肺组织。

(3)球型：肿瘤形成球样肿块，与周围组织分界清楚，直径＜5cm，边缘可呈小分叶状。

(4)块型：肿块直径＞5cm，形状不规则，分叶较大，周围可有卫星灶，可形成空洞或坏死空腔。

(5)弥漫型：肿瘤呈弥漫性生长，常以多个大小不等的散在结节分布在多个肺叶内，甚至两侧肺内。

2.组织学类型

一般将肺癌分为两大类，即非小细胞癌(NSCLC)和小细胞癌(SCLC)。非小细胞癌又分为3种主要组织学类型，即鳞状细胞癌(鳞癌)、腺癌、大细胞癌。

(1)非小细胞癌：鳞癌最常见，约占50%。年龄大多在50岁以上，男性较多。大多起源于较大支气管，多为中心型肺癌。虽然鳞癌分化程度不一，但在常见的各型肺癌中此型生长速度较缓慢，病程较长。对放疗、化疗比较敏感，因此其5年生存率相对较高。通常先经淋巴途径转移，血行转移发生较晚。

腺癌发病年龄轻，以女性多见，多数起源于较小支气管，仅少数起源于大支气管，约75%的腺癌为周围型肺癌。早期往往无症状，多在胸部X线检查时发现，表现为圆形或类圆形分叶状肿块。一般生长较慢，但早期即可发生血行转移，转移灶甚至先于原发灶被发现。淋巴转移发生较晚。细支气管肺泡癌是腺癌的一种特殊类型，起源于细支气管黏膜上皮或肺泡上皮，所以又称细支气管肺泡细胞癌。发病率低，以女性多见。分化程度较高，生长慢。癌肿沿细支气管、肺泡管和肺泡壁生长，不侵犯肺泡间质。淋巴和血行转移发生较晚，但可侵犯胸膜或经支气管形成肺内播散。X线片上表现为结节型和弥漫型,前者为单个或多个结节,后者类似支气管肺炎的形态。

大细胞癌极少见,大多起源于大支气管。恶性程度高,常发生脑转移后才被发现。预后很差。

(2)小细胞癌(未分化小细胞癌):发病率比鳞癌低,发病年龄较轻,以男性多见。一般起源于较大支气管,多为中心型肺癌。又可分为燕麦细胞癌、中间细胞癌及混合型3个亚型。分化极差,生长快,恶性程度高,较早出现淋巴和血行广泛转移。一般发现3~6个月死亡,5年生存率仅为1%~3%,对放疗和化疗虽较敏感,但在各型肺癌中预后最差。

此外,尚有混合型肺癌,指同一癌灶中含有两种不同类型的癌肿组织。如腺癌内有鳞癌组织,鳞癌中有腺癌组织,鳞癌或腺癌与小细胞癌并存。

3.肺癌的播散

有以下3种途径。

(1)直接扩散:肺癌形成后,癌肿沿支气管壁并向管腔内或腔外生长,可以造成支气管腔部分或全部阻塞,多见于中心型肺癌。周围型肺癌则以膨胀性及浸润性生长进行扩散。癌肿可直接扩散侵入邻近肺组织,并穿越肺叶间侵入相邻的其他肺叶。癌肿的中心部分可以坏死液化形成癌性空洞。此外,随着癌瘤不断生长扩大,还可以侵犯胸内其他器官及胸壁。

(2)淋巴转移:是肺癌的主要转移途径。小细胞肺癌较早即可经淋巴转移。鳞癌和腺癌也常经淋巴转移扩散。癌细胞经支气管周围和肺血管周围的淋巴管,侵入邻近的肺段或肺叶支气管旁淋巴结,然后,再到达肺门或气管隆突下淋巴结,或侵入纵隔和气管旁淋巴结,锁骨上前斜角肌淋巴结和颈部淋巴结最后受累。纵隔和气管旁以及颈部淋巴结转移一般发生在肺癌同侧,但也可以在对侧,即所谓交叉转移。肺癌侵入胸壁和膈肌后,可向腋下或上腹部主动脉旁淋巴结转移。

(3)血行转移:是肺癌的晚期表现。小细胞癌和腺癌较鳞癌更多发生血行转移。一般是癌细胞直接侵入肺静脉,再经左心随体循环转移到全身各处器官和组织,常见的有肝、骨、脑、肾上腺等。

三、临床表现

肺癌的临床表现与其部位、大小,对支气管的影响,是否压迫和侵犯邻近器官及有无远处转移有密切关系。早期肺癌,特别是周围型肺癌往往没有任何症状,大多在胸部X线检查时发现。中心型肺癌出现症状相对较早,但X线征象出现较晚。最常见的症状按发生频率为：①咳嗽，多数为干咳，无痰或少痰，占各种症状的 $67\%\sim87\%$。以咳嗽为始发症状的占全体病例的 $55\%\sim68.4\%$。②咯血，出现于 $31.6\%\sim58.5\%$ 的病例中，多数为间断发作，痰中带血丝或血点，大咯血少见。以此为始发症状的占病例总数 1/3。一般人对痰中带血还是重视的，是促使患者就医的主要原因之一，务必小心诊断。③胸痛，占病例的 $34.2\%\sim62\%$，多数为隐痛，24% 的病例以此症状开始。如果疼痛剧烈，应考虑胸膜种植、肋骨受侵等可能。④气短，出现在 $10\%\sim50\%$ 的病例中，约 6.6% 的患者以气短为首发症状，其原因早期是肿物堵塞支气管造成肺段或肺叶不张，经过短期适应气短可缓解。如气短严重则提示胸腔或心包腔积液、气管隆突受压或病变有广泛肺转移，病程已晚。⑤发热，出现在 $6.6\%\sim39\%$ 的病例中，以此为首发症状的占 21.2%。常为低热。原因是肿瘤阻塞支气管造成堵塞部位远端肺段、肺叶，甚至全肺不张。如继发感染，也可发热不退。这种阻塞性肺炎，有时 X 线表现如大叶性肺炎，抗感染治疗有时也能见效，病肺复张因而误诊为单纯肺炎。但往往时隔不久，在原来部位炎症再发。炎症反复出现于肺的某一固定部位，应警惕是由肿瘤阻塞支气管腔引起。

晚期肺癌压迫侵犯邻近器官组织或发生远处转移时，则产生下列表现：①压迫或侵犯喉返神经，出现声带麻痹，声音嘶哑；②压迫或侵犯膈神经，导致膈肌麻痹；③压迫上腔静脉，出现上腔静脉综合征，表现为面部、颈部、上肢和上胸部静脉怒张，上腔静脉压升高；④压迫食管，引起吞咽困难；⑤侵犯胸膜时，出现大量血性胸腔积液，引起气促，侵犯胸膜及胸壁可导致持续性剧烈胸痛；⑥肺尖癌可以侵犯压迫第 1 肋骨、锁骨下动静脉、臂丛神经及颈交感神经，产生剧烈胸肩痛、上腔静脉怒张、水肿、臂痛及上肢运动障碍，同侧眼睑下垂、瞳孔缩小、眼球内陷、额面无汗等颈交感神经综合征。肺癌血行转移后，根据侵入的器官不同而产生相应的症状。

少数肺癌患者，由于癌肿产生一些内分泌物质，临床上出现非转移性全身症状，表现多种多样。如类癌综合征、库欣（Cushing）综合征、男性乳房肥大、重症肌无力、多发性神经炎等。这些症状在切除肺癌后可能缓解或消失。

四、诊断

早期发现、早期诊断、早期治疗是提高肺癌治愈率、改善预后的关键。因此，应当广泛进行防癌的宣传教育，劝阻吸烟，加强环境"三废"治理，建立和健全肺癌防治网络，对高危人群定期进行胸部 X 线普查。对中年以上持续干咳、血痰的患者，应积极检查。

诊断肺癌的主要检查方法有以下 10 种。

1.X 线检查

这是诊断肺癌的重要方法,包括胸部平片、断层摄影、支气管造影及 CT 检查。因肺癌类型不同,X 线表现差异较大。大多数肺癌患者可经胸部 X 线检查而获得临床诊断。

中心型肺癌的 X 线表现,在早期可以无异常 X 线征象。若癌肿阻塞支气管,远端肺组织发生感染,受累的肺段或肺叶出现肺炎征象。支气管管腔被癌肿完全阻塞后,可以产生相应的肺叶一侧、全肺不张或肺段实变等。

在断层 X 线片上可显示突入支气管腔内的肿块阴影,管壁不规则、增厚,或管腔狭窄、阻塞。支气管造影可显示管腔边缘残缺或息肉样充盈缺损,管腔中断或不规则狭窄。肿瘤侵犯邻近肺组织和转移到肺门纵隔淋巴结时,可见肺门区肿块或纵隔阴影增宽,轮廓呈波浪形,肿块形态不规则,边缘不整齐,有时呈分叶状。纵隔淋巴结压迫膈神经时,可见膈肌抬高,透视可见膈肌矛盾运动。气管隆突下肿大的转移淋巴结,可使气管分叉角增大,相邻的食管前壁也可受压。晚期病例还可看到胸膜积液或肋骨破坏。

周围型肺癌最常见的 X 线表现,为肺野周围孤立性圆形或椭圆形块影,直径从 1~2cm 到 5~6cm 或更大。块影轮廓不规则,常呈现小的分叶或切迹,边缘模糊毛糙,常发出细短的毛刺。少数病例在块影内偶见钙化点。周围肺癌长大阻塞支气管管腔,可出现节段性肺炎或肺不张。较大的肿瘤中心部分坏死液化,可显示厚壁偏心空洞,内缘凹凸不平呈虫蚀状,很少有明显的液平面。结节型细支气管肺癌的 X 线表现,为轮廓清楚的孤立球形阴影;弥漫型细支气管肺泡癌 X 线表现为浸润性病变,轮廓模糊,从小片到一个肺段或整个肺叶,类似肺炎。

电子计算机断层扫描(CT)可显示横断面结构图像,密度分辨率高,对于隐蔽区(如肺尖、膈上、脊柱旁、心后方、纵隔等处)的早期肺癌诊断及明确有无纵隔淋巴结转移较有价值。

磁共振(MRI)又称核磁共振,其优点是容易区别纵隔、肺门血管与肿块及淋巴结,且多面成像,能更好地确定肿瘤范围及血管受累情况,对比分辨率好。但由于肺部含气高,效果不如 CT,且价格昂贵,应用还不广泛。

2.痰脱落细胞学检查

这是简单、有效的诊断方法之一。肺癌表面脱落的癌细胞可随痰咳出,痰细胞学检查找到癌细胞可明确诊断。痰细胞学检查以中心型肺癌阳性率较高,准确率可达 80% 以上。特别是伴有血痰的病例,痰中找到癌细胞的机会更大,多次送痰检查可以提高检出率。

3.纤维支气管镜检查

这是确诊肺癌的重要检查方法,能直接窥视到 4～5 级支气管内的癌肿肿块或浸润,以及间接病变如气管隆突或嵴部增宽、支气管狭窄甚至阻塞、支气管开口移位。并可取小块组织(或穿刺病变组织)行病理检查,也可以经支气管刷取肿瘤表面组织或吸取支气管内分泌物进行细胞学检查。还可以经静脉注射血卟啉衍生物48～72h 后,经纤维支气管镜激光照射在肿瘤部位产生荧光。

4.经皮肺穿刺检查

对周围型肺癌是取得细胞学诊断的可靠方法,阳性率较高。但可并发气胸、血胸、脓胸及癌细胞沿针道播散,所以应严格掌握适应证。目前在 CT 引导下肺穿刺准确性较高,而并发症减少。肺癌有切除可能时,术前病理确诊并非必需。

5.放射性核素肺扫描检查

某些放射性核素如^{67}Ga、^{197}Hg 与肺癌及转移灶有亲和力,静脉注射后肺扫描见肺癌部位呈放射性密集区为阳性扫描。阳性率可达 90％ 左右,特异性不强,肺部炎症及其他非癌性病变可呈假阳性。

静脉注射^{113m}In 巨聚清蛋白或^{99m}Tc 聚合清蛋白后行肺扫描,癌区由于血流量减少而呈放射性核素稀疏区或缺损区称为阴性扫描,对中心型肺癌诊断价值较大。但导致肺血流量降低的其他疾病也会呈现类似现象。

6.纵隔镜检查

可直接观察气管前隆突下及两侧支气管区淋巴结情况,并可取淋巴结及其他组织活检,明确肺癌是否已转移到肺门和纵隔淋巴结。纵隔淋巴结广泛转移者,不适宜手术治疗,预后差。中心型肺癌纵隔镜检查阳性率较高。

7.转移灶活检

晚期肺癌病例已有锁骨上、颈部、腋下等处淋巴结转移或出现皮下结节者可切取病灶组织病理切片检查,或穿刺抽取组织做涂片检查,以明确诊断。

8.胸腔积液或胸膜活检

穿刺抽取胸腔积液后,经离心沉淀做涂片检查,寻找癌细胞。胸膜活检可取到癌转移组织。两者结合,可提高阳性率。

9.剖胸探查

肺部肿块经多种方法检查,病变性质不明,而肺癌又不能排除时,如患者全身情况许可,应行剖胸探查。术中根据病变情况或冰冻切片检查结果,给予相应的治疗,以免延误病情。

10.常用肿瘤标志物检查

癌胚抗原、β_2-微球蛋白、铁蛋白、神经元特异性烯醇化酶是肺癌常用的肿瘤标志物,具有一定的辅助诊断、判断预后及疗效监测作用。

五、肺癌的分期

肺癌的分期对临床治疗方案的选择具有重要指导意义。世界卫生组织按照肿瘤的大小(T)、淋巴结转移情况(N)和有无远处转移(M)将肺癌加以分期。

T 分期:具体如下。

T_x:未发现原发肿瘤,或者通过痰细胞学或支气管灌洗发现癌细胞,但影像学及支气管镜无法发现。

T_0:无原发肿瘤的证据。

Tis:原位癌。

T_1:肿瘤最大径≤3cm,周围包绕肺组织及脏层胸膜,支气管镜见肿瘤侵及叶支气管,未侵及主支气管。

T_{1a}:肿瘤最大径≤1cm。

T_{1b}:肿瘤最大径>1cm,且≤2cm。

T_{1c}:肿瘤最大径>2cm,且≤3cm。

T_2:肿瘤最大径>3cm,且≤5cm;侵犯主支气管(不常见的表浅扩散型肿瘤,不论体积大小,侵犯限于支气管壁时,虽可能侵犯主支气管,仍为 T_1),但未侵及隆突;侵及脏层胸膜;有阻塞性肺炎或者部分或全肺肺不张。符合以上任何一个条件即归为 T_2。

T_{2a}:肿瘤最大径>3cm,且≤4cm。

T_{2b}:肿瘤最大径>4cm,且≤5cm。

T_3:肿瘤最大径>5cm,且≤7cm。直接侵犯以下任何一个器官,包括:胸壁(包含肺上沟瘤)、膈神经、心包;同一肺叶出现孤立性癌结节。符合以上任何一个条件即归为 T_3。

T_4:肿瘤最大径>7cm;无论大小,侵及以下任何一个器官,包括:纵隔、心脏、大血管、隆突、喉返神经、主气管、食管、椎体、膈肌;同侧不同肺叶内孤立癌结节。

N 分期:具体如下。

N_x:区域淋巴结无法评估。

N_0:无区域淋巴结转移。

N_1:同侧支气管周围及(或)同侧肺门淋巴结以及肺内淋巴结有转移,包括直接侵犯而累及的。

N₂:同侧纵隔内及（或）隆突下淋巴结转移。

N_2:同侧纵隔内及（或）隆突下淋巴结转移。

N_3:对侧纵隔、对侧肺门、同侧或对侧前斜角肌及锁骨上淋巴结转移。

M 分期:具体如下。

Mx:远处转移不能被判定。

M_0:没有远处转移。

M_1:远处转移。

M_{1a}:局限于胸腔内,包括胸膜播散(恶性胸腔积液、心包积液或胸膜结节)以及对侧肺叶出现癌结节(许多肺癌胸腔积液是由肿瘤引起的,少数患者胸液多次细胞学检查阴性,既不是血性也不是渗液,如果各种因素和临床判断认为渗液和肿瘤无关,那么不应该把胸腔积液纳入分期因素)。

M_{1b}:胸腔外单个器官单个病灶转移。

M_{1c}:胸腔外多个器官或单个器官多个病灶转移。

六、鉴别诊断

肺癌症状缺乏特征性且较复杂,其影像学所见又与肺部一些常见疾病如肺结核、支气管肺炎、肺脓肿近似。实际上它还能造成继发的阻塞性炎症、肺化脓症及肺不张,故误诊率相当高,使相当一部分患者丧失了根治的机会。这就要求临床工作者不但要熟悉肺癌各发展阶段的病理改变及其相应的临床表现,还要掌握肺部常见疾病的病理和临床表现,从各种貌似相同而实际有差别的主客观发现中去伪存真,作出正确的诊断。

1.肺结核

(1)结核球应与周围型肺癌相鉴别:肺结核是最需要与肺癌鉴别的肺常见病。结核球与类圆形周围型肺癌最易混淆。结核球多见于 40 岁以下年轻人,少见痰中带血,病程较长,发展缓慢。病变常位于肺尖后段或下叶背段,16%～28%患者痰中发现结核菌。周围型肺癌多见于 40 岁以上患者,痰中带血较多见,痰中癌细胞阳性者达 40%～50%。在影像学方面,结核球多呈圆形,直径一般不超过 5cm,边界光滑,密度不均,可见钙化,周围可见卫星状结核灶。如中心液化出现空洞,多居中,壁薄且内缘光滑。周围型肺癌上下叶分布差别不大,多见结节状,有毛刺及胸膜皱缩,可出现厚壁偏心空洞,内缘凹凸不平或呈虫蚀状。

(2)粟粒状肺结核需要与弥漫型细支气管肺泡癌鉴别:前者多见于青年人,有明显全身结核中毒症状,抗结核治疗可以改善症状,使病灶逐渐吸收消散。弥漫型细支气管肺泡癌痰中可找到癌细胞。

（3）肺门淋巴结结核与中心型肺癌相鉴别：二者在 X 线胸片上都可以表现为肺门肿块阴影，但肺门淋巴结结核多发生于青少年，多见于右上纵隔气管旁，有结核感染症状，很少咯血。中心型肺癌多见咯血及肺不张改变。

值得注意的是，在中国肺结核病较多的情况下肺结核与肺癌共存的情况并不少见。二者的临床表现及 X 线表现又相似，易影响肺癌的早期诊断。因此，当治疗肺结核过程中有的病灶吸收好转，而另外的病灶继续增长恶化时，要高度警惕两种病的并存。应进一步做痰液细胞学检查及支气管镜检查。

2.肺部炎症

（1）阻塞性肺炎：支气管肺炎发病较急，感染症状明显；X 线检查为边界模糊不清的片状或斑点状阴影，密度不均匀，感染不局限在一个肺段或肺叶内，抗菌药物治疗效果较好，可以使症状迅速消失，肺部病变吸收较快。肺癌致阻塞性肺炎可在相同部位反复发作，往往局限在一个肺段或肺叶内。

（2）肺脓肿：肺癌中心液化坏死形成癌性空洞时，X 线表现常需与肺脓肿相鉴别。肺脓肿在急性期有明显感染症状，可有大量脓痰，X 线检查示空洞壁较薄，内壁光滑，常有液平面，脓肿周围的肺组织或胸膜常有炎性改变。支气管造影常可见空洞充盈，并常伴有支气管扩张。

3.肺部其他肿瘤

（1）肺部良性肿瘤：如错构瘤、纤维瘤、软骨瘤等有时需与周围型肺癌鉴别。肺部良性肿瘤一般生长较慢，病程较长，临床上大多无症状，X 线片上多呈现接近圆形的块影，密度均匀，边缘清楚、整齐，多无分叶及毛刺，可有钙化点。

（2）支气管腺瘤：是一种低度恶性的肿瘤，发病年龄比肺癌年轻，女性发病者多，临床表现及 X 线表现有时与肺癌相似，常反复咯血。行纤维支气管镜检查不能明确诊断者，应尽早行剖胸探查术。

4.纵隔肿瘤

中心型肺癌引起肺不张，不张的肺叶包绕肺癌肿块及肿大淋巴结形成紧贴纵隔的致密阴影，需要与纵隔肿瘤相鉴别；发生在纵隔侧胸膜下的周围型肺癌浸润纵隔，也易与纵隔肿瘤相混淆。一般纵隔肿瘤症状较肺癌轻，肿瘤增大至一定程度对其他器官产生不同程度压迫时才出现相应症状，X 线显示纵隔肿瘤阴影与纵隔相延续，不能分开，与纵隔形成钝角。纵隔镜检查有助于确定诊断。

七、治疗

肺癌的治疗方法目前主要有手术治疗、放疗、化疗、中医中药治疗及生物治疗等。目前尽管 80% 的肺癌患者在诊断明确时已失去手术机会，但手术治疗仍然是肺癌最重要和最有效的治疗手段，根治性切除到目前为止是唯一有可能使肺癌患者获得治愈从而恢复正常生活的治疗手段。然而，目前治疗肺癌的方法临床效果均不能令人满意，因此必须适当地进行综合治疗以提高治疗效果。具体的治疗方案应根据肺癌的 TNM 分期、病理细胞类型、患者的全身情况及其他有关因素等，进行详细的综合分析后再做决定。

非小细胞肺癌和小细胞肺癌在治疗方面有较大的不同。一般来说，非小细胞肺癌病灶较小，局限在支气管和肺内，未发现远处转移，能耐受手术治疗的患者，均应采取手术治疗，并根据术中发现的情况、病理类型、细胞分化程度、淋巴结转移程度决定综合治疗方法。通常情况下，T_1 和 $T_2N_0M_0$ 患者以根治性手术治疗为主，而Ⅱ期、Ⅲ期患者则应做手术前后化疗和放疗等综合治疗，以提高治疗效果。

以往认为小细胞肺癌在较早阶段就发生远处转移，手术难以治愈，主张采用放射治疗和化疗。目前则多采用化疗-手术-化疗、化疗-放疗-手术-化疗、化疗-放疗-化疗等积极的综合治疗，疗效有明显提高。

1.手术治疗

手术治疗的目的是最大限度地切除肺原发肿瘤和局部转移的淋巴结，并最大限度地保留健康肺组织。

肺切除术的范围，决定于病变的部位和大小。对周围型肺癌，一般施行解剖性肺叶切除术；对中心型肺癌，一般施行肺叶或一侧全肺切除术。有的病变主要位于一个肺叶内，但已侵入局部主支气管或中间段支气管，可以切除病变的肺叶及一段受累的支气管，再吻合支气管上下切端，即袖状切除。非小细胞肺癌 T_1 和 $T_2N_0M_0$ 患者手术治疗后，约半数患者可获得长期生存。

手术禁忌证：①胸外淋巴结（锁骨上、腋下）转移；②远处转移，如脑、骨、肝等器官转移；③广泛肺门、纵隔淋巴结转移无法清除者；④胸膜转移，癌肿侵入胸壁和肋骨，虽然可以与病肺一并切除，但疗效不佳，肺切除术应慎重考虑；⑤心、肺、肝、肾功能不全，全身情况差的患者。

2.放疗

放疗是局部消除肺癌病灶的一种手段。临床上主要使用钴治疗机和直线加速器，其他如中子刀、光子刀、γ 刀等也属于放疗的范围。

在各型肺癌中,小细胞肺癌对放疗敏感性较高,鳞癌次之,腺癌和细支气管肺癌最低。单独应用放疗,3 年生存率约为 10%。通常是将放疗、手术治疗、药物疗法综合应用,以提高治愈率。临床上采用的是术后放疗,对未能切除的肿瘤,手术中在残留的癌灶区放置小的金属环或银夹作标记,便于放疗时准确定位。一般在术后 1 个月左右,患者健康情况改善后开始放疗。为了提高肺癌切除率,有的病例可行术前放疗。

放疗适应证:①晚期中心型肺癌,放疗可使肿瘤缩小,提高手术切除率;②不能切除的晚期患者放疗可改善肺不张、阻塞性肺炎、上腔静脉压迫综合征及骨转移疼痛等症状;③手术切除不彻底时,术后根据术中放置的金属夹进行定位,辅助放疗;④拒绝手术的患者可试用放疗,一般在术后 1 个月左右患者健康状况改善后进行,剂量为 40～60Gy,疗程约 6 周。

放疗可以引起倦乏、食欲减退、低热、骨髓造血功能抑制、放射性肺炎、肺纤维化和癌肿坏死液化形成空洞以及局部皮肤损伤等反应和并发症,在治疗中应予注意。

3.化疗

肺癌的手术治疗和放疗均是局部治疗,常因肿瘤早期转移而不能根治,因此,对肺癌的化疗日益增多。化疗作用遍及全身,对分化程度低的肺癌,尤其是小细胞肺癌,疗效较好。但单纯药物治疗肺癌,仅起到姑息性减轻症状或暂时缓解的作用,在与手术、放疗等疗法综合应用时可以提高治愈率。

常用于治疗肺癌的化疗药物有环磷酰胺(C)、5-氟尿嘧啶、丝裂霉素、紫杉醇、吉西他滨、阿霉素(A)、甲基苄肼,长春新碱(V)、顺铂(P)、环己基亚硝脲等。根据癌肿组织类型合理选用药物和完善给药方式(间歇、短程、联合给药)可以提高疗效。对小细胞肺癌,多种药物均敏感,常用的化疗方案有 CAV 及 VAC。非小细胞肺癌化疗效果较差,有学者用 CAP 等方案,可以参考。

化疗对肺癌的治疗效果仍然较差,症状缓解期较短,不良反应较多,常见的不良反应有恶心、呕吐、头晕、倦乏、骨髓抑制及脱发等。阿霉素对心脏毒性较大,临床应用时要掌握药物的性能和剂量,并密切观察不良反应。出现严重不良反应时,要及时调整药物剂量或暂停给药。

4.中医中药治疗

中医应用辨证论治法则,主要采用扶正固本、清热解毒、活血化瘀等疗法治疗肺癌。其作用为:①对失去手术机会,又由于多种原因不能耐受化疗、放疗者,可使多数患者症状改善,食欲增强,寿命延长;②减轻放疗或化疗的不良反应;③少数中药有抑制癌细胞生长的作用。

5.生物治疗

近年来,实验研究和临床观察发现,人体的免疫功能低下与肺癌的生长有一定的关系,因此促进了免疫治疗的应用。免疫治疗的具体方法包括:①特异性免疫疗法,用经过处理的自体肿瘤细胞或加用佐剂后,做皮下接种进行治疗(肿瘤疫苗);②非特异性免疫疗法,用卡介苗、短小棒状杆菌、转移因子、干扰素、胸腺肽等生物制品或左旋咪唑等药物以激发和增强人体免疫功能。

随着生物工程进展,生物治疗已不局限在免疫治疗领域,包括对生物反应有调控活性的物质(如白细胞介素、肿瘤坏死因子等生物反应调节剂)治疗以及基因治疗。生物治疗是当今科研热点之一,目前仅作为一种辅助疗法,还不能完全靠它清除癌肿。

6.靶向治疗

曲妥珠单抗治疗,吉非替尼、厄洛替尼抑肿瘤血管生成。

第五节　支气管扩张症

支气管扩张症是由于支气管或肺实质感染,支气管壁平滑肌与弹力纤维组织受炎症破坏,引起以支气管树异常扩张为特征的一种慢性肺部化脓性疾病。实际上这是一种放射学/病理学诊断。1819 年由 Rene Laennee 首先报道。本病多见于儿童和青壮年。约 2/3 为女性。

一、病因

引起支气管扩张的病因常为综合性因素,一般分为先天性与继发性两种。

(一)先天性支气管扩张

较少见。原因不明,常伴多种发育缺陷或异常,如 Kartagener 综合征、多囊肺、胰腺囊性纤维化、免疫球蛋白缺乏症、Willams 综合征等。先天性支气管扩张的发病早,常在幼儿时期就出现症状,累及范围广泛且多呈现双侧性病变。

(二)继发性支气管扩张

继发性支气管扩张的基本病因是支气管肺脏反复感染和支气管阻塞。既往常与麻疹或百日咳有关,现多因革兰阴性杆菌肺炎所致。反复感染使支气管各层,尤其是平滑肌纤维和弹力纤维被破坏,削弱了支气管壁的支撑作用,在压力和牵张力以及分泌物淤积阻塞的长期作用下,形成支气管扩张。

1.流行性小儿疾病

新生儿出生后肺脏以及支气管的发育仍持续数年。抗感染能力不足,易受病原微生物侵害。继发性支气管扩张多起病于儿时,尤其是流感、麻疹、百日咳之后发生肺炎时。对于感冒后长期咳嗽或低热不能有效缓解的小儿,长大后发生支气管扩张的概率明显增加。及时有效治疗呼吸道感染,对预防支气管扩张有重要意义。

2.结核性支气管扩张

纤维瘢痕或者炎性淋巴结对支气管的牵拉扭曲,内膜炎性肉芽肿或者瘢痕狭窄,造成气道阻塞,远端感染、扩张。

结核病和支气管扩张症的关系较紧密。Jordan 等认为,结核病、支气管扩张症、慢性气流阻塞三者之间存在内在联系,值得进一步探索。

3.异物及肿瘤因素

二者可以造成气道的长期阻塞、感染而致支气管扩张。

随着卫生条件的改善,由流行性小儿疾病以及结核病为主的致病因素逐渐为革兰阴性杆菌肺炎为主的病因学所取代。

支气管扩张症的发病机制涉及气道炎症及细菌感染。多继发于感染清除不足且存在对感染的免疫反应失调。Cole 对支气管扩张症的发展提出"恶性循环"假设,认为原发因素造成黏液纤毛清除受损,引起呼吸道细菌定植,引发炎症,损伤呼吸道导致更多细菌定植,加重炎症/损伤。连续的恶性循环,肺实质引起进行性破坏。目前普遍认为,细菌入侵和机体防御免疫缺陷共同造成持续的细菌感染。气道感染的转归则取决于细菌毒力与肺内炎症反应。

二、临床表现

支气管扩张的主要症状为咳嗽、咳痰、咯血、反复肺部感染及慢性中毒症状。

(一)咳嗽

反复发作,长期不愈。咳嗽程度与感染轻重有关,难以治愈。

(二)咳痰

特点为痰量多,痰液黏稠,可有腥臭味,日痰量可以达到几百毫升。临床上将以咳痰为主的病变称为"湿性支气管扩张",典型的痰液放置数小时后,可分为三层:上层为泡沫,中层为黏液,下层为脓性物和坏死组织。

(三)咯血

反复咯血是本病的主要特点之一。约 20% 的患者以咯血为唯一显著症状,临床上称为"干性支气管扩张",常见于结核性支气管扩张。总体来讲,60%～70%的支气管扩张症患者有咯血症状。病变的支气管、肺组织有大量增生血管,形成丰富的侧支循环以及支气管肺动脉短路,是支气管扩张症患者发生咯血的病理学基础。

(四)肺部感染及中毒症状

肺部感染长期存在,间断性加重,表现为发热,痰量增多,或者咯血加重。感冒、劳累、不良情绪都可以加重症状,即气道易感性增加。同时,致病细菌长期定植和内毒素血症,严重干扰破坏了患者的抵抗能力,容易形成恶性循环。支气管扩张症的中毒症状表现为发热、乏力、欲望降低、四肢发冷、消瘦、贫血、肝脾肿大等。

(五)支气管扩张症体征

轻度或早期患者多无体征。一般体征多因慢性毒血症引起,如消瘦、面色苍白、发绀、发育不良、杵状指(趾)。肺部可闻及干湿啰音,管状呼吸音等。

随着医疗条件的改善,重度支气管扩张症患者、结核性支气管扩张症患者有所减少,但支气管扩张症的总体临床表现并未出现大的变化。国家医保支付政策的实施,促使贫穷落后地区的患者开始主动就医,因此,门诊严重支气管扩张症病例并不罕见,这些患者往往失去了通过治疗明显改善的机会。

三、诊断

1922年,Sicard和Forestier将碘油经环甲膜穿刺的方法注入到支气管树内,之后行胸部X线检查,以显示涂有造影剂的支气管树,从而奠定了正确诊断本病的方法。20世纪80年代以后,CT开始引入我国,并不断更新换代,因为CT检查的舒适性和高度敏感性,目前基本取代了经典的支气管碘油造影诊断技术。

传统上,依据病理形态,将支气管扩张分为柱状、囊状、曲张型3种。其中,以柱状扩张多见,支气管扩张较轻;曲张型沿着扩张的支气管有节段狭窄;囊状扩张则多为先天性或者后天进展性扩张而成。支气管扩张症常常累及Ⅲ～Ⅳ级支气管,多数中心部位有病变。

目前,高分辨CT(HRCT)是诊断支气管扩张症的主要手段。主要表现如下。

(1)支气管管壁增厚,并向肺的周边延伸,呈"双轨征"表现。

(2)未见支气管逐渐变细。

(3)支气管内径大于伴行肺动脉直径。

(4)在肺野外侧1～2cm处可见到支气管影像。

(5)支气管内见到气液平,这是囊状支气管扩张的特异征象。

(6)增厚的支气管旁可见伴行的肺动脉横断面,称为"印戒征"。

(7)严重的囊状扩张可见到葡萄串样簇状扩张支气管影像。

HRCT 对本病的诊断敏感性达 80％以上,特异性达 95％～100％,能显示支气管造影不能发现的局灶性病变。相较于支气管造影术,CT 检查简便、安全、舒适、高效、准确。因此,CT 扫描已经取代了经典的支气管造影术的诊断地位,成为新的金标准。

四、手术适应证与禁忌证

外科技术和麻醉的进步是手术安全的基本保证。由于支气管扩张症的不可逆性,手术是治愈本病的唯一手段。在手术时机和患者选择上内科医生和外科医生往往存在较大争议。内科医生一般把药效不好或者重症患者交给外科医生进行手术处理,希望借助手术改善症状;而外科医生希望通过手术尽可能彻底去除病灶,同时不会产生较严重并发症。广泛而严重的病变显然不是手术首选。

(一)病例选择

1.症状明显

如痰多,易感冒,咳异味痰,咯血等。

2.病变相对局限

最常见的病变范围为肺下叶,或者肺下叶加中叶(右)或舌段(左)。对于病变广泛的患者,若引起主要症状的病变较局限,且余肺病变较轻,也可以考虑切除较重病灶以改善症状,但达不到治愈效果。

3.患者可以耐受手术,并能获益

进行最理想的患者为病变局限于 1 个肺叶内;对于双侧支气管扩张的患者,如病变较局限,手术切除病肺后也能取得很好的疗效。对于无法手术治愈的患者,进行减状手术需要仔细评估。

(二)支气管扩张症功能分类法(辅助分类,结合 CT)有助于手术病例选择

1996 年,Ashour 提出了支气管扩张症的功能分类方法。此前的研究表明,支气管扩张症患者的肺动脉血流灌注并不一致,而且不同类型的支气管扩张症血流动力学改变各有特点。按照支气管扩张症的形态特点以及血管造影所见,Ashour 将支气管扩张症分为非灌注型和灌注型两种。

1.非灌注型支气管扩张症

病肺的肺动脉灌注明显减少,肺动脉通过支气管动脉逆行充盈。因此,病肺组

织无气体交换功能,肺动脉-体循环短路加重左心室劳损。此类型支气管扩张症咯血多见,支气管多呈囊状扩张。

2.灌注型支气管扩张症

病肺的肺动脉灌注充足,无逆行充盈现象。肺毛细血管床相对正常。肺循环和体循环短路通过吻合支到达末梢肺动脉,注入肺静脉。病肺组织仍有气体交换功能,以柱状支气管扩张多见。

由此,Ashour 认为,在支气管扩张症的手术治疗中,应切除非灌注型的病肺,而保留灌注型的病肺。这种分类方法不但能反映病变的严重程度,而且可以判断患者的呼吸功能。

Ashour 分类有一定临床意义。对肺功能在边缘状态的广泛病变患者,判断手术的可行性以及切除范围有一定参考价值。但操作麻烦,需要有创造影检查,而且显示不直观。对于以咳痰为主的病例,参考价值不大,故临床并未广泛采用。类似的检查如放射性核素肺灌注扫描、肺 CTA 重建,也可评价支气管扩张症局部的血流特点。

总之,支气管扩张症的手术指征需要结合患者的症状、体征、CT 病变特点、患者的身体条件综合判断。减状手术更应谨慎进行。病情轻微,或者广泛而较均匀病变的患者,一般为外科手术禁忌。

五、治疗

20 世纪初,外科医生采用肺组织的多次切除术及肺组织的引流术治疗支气管扩张症。1929 年,Brunn 对 5 例支气管扩张症的患者采用了一期肺叶切除术及胸腔引流技术。在 1939～1940 年,Churchill、Blades 开展了解剖性肺叶切除术治疗支气管扩张症,大大提高了手术的安全性,降低了术后并发症及死亡率。20 世纪80 年代以后,麻醉、抗生素、医疗器械以及手术技巧均有了长足进步,各种肺切除术后并发症的发生率和患者的死亡率大幅度下降。20 世纪 90 年代以后,伴随着现代信息科技进步,电视胸腔镜手术日益得到重视和普及,支气管扩张症的治疗迈进了微创时代。目前,大部分支气管扩张症手术可以在电视胸腔镜下完成。

支气管扩张症的手术治疗术式,主要是肺叶切除术和肺段切除术,局限性周围型支气管扩张症也可以行肺楔形切除术。此外,自 1992 年以来,国内专家采用支气管剔除术治疗局限于肺段的支气管扩张症,很有特点。

(一)肺叶切除术

肺叶切除术是主要手术方式。手术干净彻底,术后并发症少。多适用于病变范围较广,累及多个肺段或者单纯肺段切除可能出现明显手术并发症的患者。

由于特殊的肺支气管树解剖引流特点,支气管扩张症累及部位从多到少依次为:左肺下叶,左上肺舌段,右肺中叶,右肺下叶,最后是左肺固有上叶和右肺上叶。因此,左肺下叶切除、左肺下叶加舌段切除术是临床常用的术式。

(二)肺段切除术

从解剖学来看,支气管扩张症是一种支气管肺段疾病。病变可以累及一个或多个肺段。因此,手术按肺段解剖切除是可行的,可以尽量保留正常肺组织。有些肺段与其他肺段之间分界相对清晰,如背段、舌段,这些肺段切除并不增加并发症,成为肺段切除的首选。有些肺段,如基底段,各段之间关系非常密切,解剖变异较大,片面追求肺段切除可能导致剩余肺段严重受损,出现肺段不张、淤血、感染、继发支气管扩张等,要权衡利弊。因此,舌段切除、背段切除、固有上叶切除、全基底段切除是常用的肺段或多肺段切除术。

科技的发展为精细的肺段切除提供了有利条件。目前的 CT 后加工技术已经可以将每一个肺段的支气管、动脉、静脉进行立体建构,支气管内磁导航技术也可以帮助段以下支气管的精确定位,这为精细手术创造了条件。假以时日,我们的手术器械发展更加精巧,操作更加细致灵活,则支气管扩张症的"靶向"切除完全有可能实现。

手术始终是代价与获益之间的平衡技术。如何使患者以较小的代价获取最大的利益,是外科治疗的永恒主题。

(三)支气管剔除术

即只剔除扩张的支气管,尽量保留肺组织。适用于肺组织毁损不明显的中心型支气管扩张病例。剔除支气管后,肺组织通过邻近肺的肺泡间交通以及肺段间的细小支气管交通(Kohn 孔、Lambert 通道、细支气管间侧支通气)继续维持通气功能。

葛炳生等 1996 年的实验研究表明:①剔除肺段支气管的动物在术后晚期不发生气体交换障碍。②剔除了支气管的肺段组织术后处于膨胀状态,不产生残腔,相邻支气管无移位扭曲。③剔除支气管的肺段组织无病理学创伤反应外的异常表现。

该术式的优点显而易见:保留了肺容量以及肺血管床,避免了心脏负担加重以及远期代偿肺气肿。但需要把握合适病例,手术操作应谨慎细心到位,术中应观察肺组织的通气状态。

总之,支气管扩张症的手术疗效是确定的。大约 80% 的手术病例在术后可以达到治愈,15% 的病例术后症状得到明显改善,5% 的病例术后症状无改善或恶化。

第六节　气管疾病

一、气管狭窄

气管狭窄病因种类繁多,病程长短不一,可分为:①感染性炎症、韦格纳(Wegier)肉芽肿、气管淀粉样变、白喉、梅毒等。②先天性疾病,如气管隔膜或整段狭窄先天性血管环压迫等。③损伤后病变,包括医源性如气管插管、气管切开及外伤疾患。④外压性病变,包括气管周围肿瘤(如甲状腺肿瘤)或术后出血压迫。⑤其他,如气管特发性狭窄。

(一)诊断依据

1.临床表现

(1)诱发病史:感染性疾病引起的气管病变可有感染史,如气管内膜结核病史、儿童时有白喉病史等;局部外伤史、吸入性烧伤史、气管插管或局部手术史等。

(2)呼吸困难及喘鸣:尤其气管内有分泌物时症状更加明显。患者胸部 X 线检查多"正常",常被误诊为哮喘。

(3)管腔被阻塞 1/2~2/3 时,出现明显的临床症状。继发感染可在数天内使病情迅速恶化,甚至窒息;外伤或手术后局部出血,压迫症状可在数小时内出现,多数疾患在数月或数年出现症状。

2.辅助检查

(1)X 线检查:颈部病变应采取头仰侧位,胸部病变采取断层检查。

(2)CT 及 MRI 检查:可清晰发现病变部位及狭窄程度,并可了解与周围器官的关系。

(3)纤维支气管镜检查:可直接观察病变部位及范围,为手术提供直接依据。

3.分级

按 Cotton 标准,气管狭窄的程度可进行以下分级。

Ⅰ级:气道阻塞<70%。

Ⅱ级:气道阻塞为 70%~90%。

Ⅲ级:气道阻塞>90%,但仍可见腔隙者。

Ⅳ级:完全阻塞。

(二)治疗

气管狭窄症状严重或病情可能进一步发展而致患者呼吸困难时,应手术治疗。

1.术前准备及注意事项

(1)术前常规行喉镜及纤维支气管镜检查,了解喉部功能,并除外气管软化、神经性声门功能失调等。

(2)炎症性疾患应积极抗炎,防止术后复发,如结核应在抗结核治疗后病情稳定的前提下手术。

(3)先天性气管狭窄,根据病情尽可能采取保守治疗,等患儿长大后再手术较安全。

(4)术前与麻醉科共同协商术中插管及手术操作顺序。

2.手术方法

(1)对部分环状狭窄的患者可试用扩张术,应用硬支气管镜在直视下进行逐步扩张。

(2)常用的手术方式为环状狭窄段切除,端端吻合,切除的长度一般应少于6cm,紧贴气管狭窄段的边缘,但须吻合在正常气管组织上,防止残留的瘢痕发生再狭窄。

(3)高位狭窄手术操作困难,应斜行切开环状软骨下部,将气管缝在喉部,尽量使黏膜对合整齐。

二、气管肿瘤

气管肿瘤分为原发性肿瘤及继发性肿瘤。原发性气管肿瘤是指起源于环状软骨至气管隆突平面的气管肿瘤,临床上非常少见。原发性气管肿瘤占所有恶性肿瘤的1%～3.5%,其发病率在呼吸系统肿瘤中约占0.2%,男女之比约为4:1,多见于成人,儿童原发性气管肿瘤以良性居多,良性率可达90%。与胸部的其他肿瘤,如肺癌、喉癌及食管癌的气管周围淋巴结转移和纵隔淋巴瘤侵犯气管相比,原发性气管肿瘤的发病率只有这些转移性病变的0.1%。恶性肿瘤中以鳞癌最常见,其次是腺样囊性癌。前者好发于气管的下1/3,男性吸烟者多见;后者常见于气管的上1/3,与吸烟无关。良性肿瘤多发于后壁的膜部,常见肿瘤为软骨瘤、乳头瘤、纤维瘤及血管瘤。

继发性肿瘤多来自邻近器官,如喉、甲状腺、食管、支气管和肺等部位肿瘤的直接侵犯。

气管肿瘤来源于上皮细胞的有鳞癌、乳头瘤,来自上皮黏膜腺体的有腺样囊性癌;来自Kultschitzky细胞的有类癌,来自中胚层组织的有平滑肌瘤、软骨瘤、血管瘤、错构瘤、神经纤维瘤等,来自几个胚层组织的有畸胎瘤。

气管肿瘤按恶性程度可分为恶性、低度恶性及良性 3 种。恶性气管肿瘤有鳞癌、腺癌及分化不良型癌，以鳞癌最多见；低度恶性气管肿瘤有腺样囊性癌、黏液类上皮癌及类癌，以腺样囊性癌多见；良性气管肿瘤有平滑肌瘤、错构瘤、乳头瘤、神经纤维瘤、涎腺混合瘤、血管瘤等。气管良性肿瘤的比例不到 10%。

（一）诊断依据

1.临床表现

原发性气管肿瘤的早期症状不明显，缺乏特异性的症状和体征，常常被误诊为肺部感染、支气管哮喘等。常见的表现如下。

（1）咳嗽是气管肿瘤最常见的症状。多为刺激性干咳，可痰中带少许血丝，1/4 的患者为咯血，大咯血少见。

（2）气急及喘息是气管肿瘤较典型的症状，通常气道堵塞至原来的 1/3 以上时才会出现。气腔小于 1cm 时，呼吸困难明显；小于 0.5cm 时，患者活动受限，出现明显的三凹征。

（3）呼吸困难多为吸气性，这区别于哮喘、肺气肿，症状通常逐渐加重。由于分泌物引流不畅，可反复发生呼吸道梗阻及肺感染。

（4）胸、颈部可有压迫感；喉返神经受累或侵犯声带可有声音嘶哑；食管受压表现为吞咽困难；晚期伴有食欲下降、消瘦、贫血、发热等。

2.辅助检查

（1）高电压胸片、断层片可了解气管内肿瘤的概况。

（2）螺旋 CT、MRI 有利于清晰准确地显示肿瘤位置、范围、浸润程度。

（3）纤维支气管镜可以直接看到肿物，并可取活检确定性质。对肿瘤较大者，纤维支气管镜检查应慎重，既要预防肿瘤脱落引起气道梗阻，又要预防局部水肿导致窒息的可能。气管超声内镜可以提供更多气管壁厚和气管外肿瘤侵犯情况的信息。

（4）由于气管与食管相邻，术前食管钡餐造影或食管镜应当提倡，尤其是气管膜部肿瘤，更应考虑到肿瘤侵犯食管的可能，这种情况应将食管检查列为常规。

（5）PET 的价值取决于肿瘤的类型和分级，鳞癌对示踪剂有不均一的高摄取，而腺样囊性癌和黏液表皮样癌的摄取则依赖于肿瘤的分化程度。

（二）病理分期

目前，气管原发性恶性肿瘤的病理分期尚无明确定义。Webb 等通过回顾分析 74 例气管原发性肿瘤病例，提出了一个简单实用的分型建议。

T_1：肿瘤直径＜2cm，局限于气管内；

T_2:肿瘤直径＞2cm，局限于气管内；

T_3:起源于气管，已侵犯至气管外，但无其他器官受累；

T_4:肿瘤侵犯周围器官。

此外，有淋巴结转移为 N_1，没有为 N_0。有远处转移为 M_1，无远处转移为 M_0。

（三）治疗

原发性气管肿瘤进展比较缓慢，大多数病例仅在其病程晚期才发生转移，因此对没有转移的气管肿瘤或（和）需要解除气道梗阻的患者都应争取外科手术切除治疗。气管肿瘤的治疗是以外科手术为主的综合治疗。

1.手术治疗

(1)肿瘤较小，局限于管壁局部，可行气管局部切除或窗形切除术。

(2)气管袖式切除、端端吻合术为常用手术方式。气管切除长度应小于 6cm，切缘距肿瘤应大于0.5cm，切缘游离上下都不要超过 1cm。

(3)对于侵犯隆突的气管肿瘤，需行隆突重建术。隆突重建术主要有 3 种方式：将左右主支气管缝合成新的隆突，然后再将气管与此新隆突缝合重建；将气管与一侧主支气管端端吻合，再将另侧主支气管与气管侧壁行端侧吻合；将气管与一侧主支气管行端端吻合后，再将另侧主支气管与吻合后的主支气管行端侧吻合。

(4)手术切除困难患者行姑息切除手术或人工气管置换术等，可缓解症状。

(5)由于气管切除长度常常受限，因此，恶性气管肿瘤手术后无论切缘是否阳性都应行放射治疗。但类癌如切缘为阴性可不做放疗。

(6)术后一般保持颈部屈曲位 2 周，以减轻吻合口张力。

2.放射治疗

对于不宜手术治疗的原发性气管肿瘤，只要患者条件允许，都应进行根治性放疗，一般而言气管腺样囊性癌对放射线比较敏感，鳞癌次之。不推荐进行术前新辅助放疗，因为术前放疗影响支气管的血供，使吻合口愈合延迟，并增加吻合口裂开的风险，特别是对于气管腔外肿物侵犯广泛而需要综合治疗的患者。如果患者进行术前放疗，则需要采取特别措施促进吻合口愈合，包括使用未受放射的血管丰富组织，如带蒂的大网膜包裹吻合口。对于不完全切除的中低分化的恶性肿瘤，推荐术后补充放疗。而高分化的肿瘤，如类癌和黏液表皮样癌，则不推荐放疗。考虑到吻合口的愈合，一般术后 2 个月以后才开始放疗，放射剂量一般为 50～70Gy。

3.原发性气管肿瘤的其他治疗

气管肿瘤无手术治疗适应证者，为了减轻气道阻塞和肿瘤出血，可行气管镜下YAG 激光电灼治疗、冷冻治疗以及气管腔内支架置入等姑息治疗。

第三章　食管疾病

第一节　反流性食管炎

胃食管反流性疾病是最常见的有争议的疾患之一,可能与其发病率增加有关。其治疗包括改变饮食习惯、减轻体重及间断地抗酸治疗。然而上述保守方法常常疗效甚微,而必须进行抗酸手术治疗。外科抗酸治疗在早期,仅限于难治性溃疡和严重的纤维性狭窄的病例。近来,由于反流性食管炎患者使用 H_2 受体拮抗剂、质子泵抑制剂后,与胃酸、胃蛋白酶有关的并发症已有下降趋势。但是,对其恶性并发症的研究,又使人们认识了胃食管反流性疾病与 Barrett 食管的关系。因为食管癌为致命性疾病,Barrett 食管患者的症状不明显,因此应常规研究有明显反流症状患者的病史,建立有效的治疗。

抗酸手术的并发症妨碍了该手术的广泛开展,包括胃折叠手术后与食管低压区-高压区有关的吞咽困难、胀气;以及较高的围手术期并发症的发生率及死亡率。更为有效的药物抗酸治疗限制了抗酸手术的开展,使抗酸手术仅限于那些药物治疗无效的并发反流性疾病的患者。近几十年以来,抗酸手术有了明显的进步,如较短、较宽松的折叠术可减少抗酸手术的并发症,大多数患者术后进食正常,无吞咽困难,食管内也无胃反流内容物。

反流性食管狭窄是下段食管括约肌功能不全,胃内酸性及碱性物质反流至食管,引起食管炎症的最终结果。以往用 X 线检查、食管镜检查、活检结果以及是否容易被扩张等评价,决定是否手术治疗反流性食管狭窄。一般认为,较难扩张的纤维性食管狭窄是不可逆狭窄,其治疗方法有食管切除、重建,或食管成形术,包括远端食管切除、胃食管吻合术、空肠间置术、结肠间置术、翻转胃管手术、狭窄切除后食管-食管吻合术加胃窦切除术、迷走神经切断术以及 Roux-en-Y 造口吻合术等。Hayward 首先提出用扩张加抗反流手术治疗反流性食管狭窄。手术前后监测技术(如压力测定及 pH 监测等)的进步促进了反流性食管狭窄外科手术治疗的发展及手术效果的评定。在测定食管压力后,将 pH 探头置于远端食管高压区上方

5cm,长时间监测远段食管的 pH 变化。过去用食管接触胃酸的标准记分(pH<4 的时间百分率、反流的次数、反流时间长于 5min 的次数以及最长的持续反流时间)评价胃食管反流,而现在用 24h pH 监测评价胃食管反流,后者已成为诊断胃食管反流的可靠标准。

一、病因

(一)先天性疾病

食管下段括约肌缺如、括约肌发育延迟。

(二)后天性疾病

特发性反流(种族因素、饮食因素、肥胖症、精神紧张等);食管裂孔疝;各种手术如食管下段和贲门括约肌切除术、Heller 手术、贲门失弛症术后、鼻胃管插管;硬皮症。

先天性疾病引起的食管反流多见于婴幼儿,特别是体质较差者。关于婴幼儿食管反流,已经有许多治疗成功的报道。需要指出的是,食管裂孔疝不一定是括约肌功能不全的原因,因为修复裂孔疝(如 Allison 手术),不一定能恢复括约肌的功能。

胃食管反流可导致食管狭窄,在有症状的胃食管反流的患者中,器质性狭窄占 10%～15%。

二、病理

胃食管反流引起的胃食管变化,最初只是功能性改变。轻度反流时,肉眼观正常;也可能有"轻微"食管炎,即有肉眼可见的轻微病灶混杂在正常的食管黏膜的血管网中。因此,即使食管黏膜肉眼观正常,对怀疑有胃食管反流的患者,也应进行活检。

反流性食管炎可分为 3 级。

Ⅰ级:食管末端可见沿纵轴排列的线状红斑。

Ⅱ级:食管黏膜糜烂、易碎性增加,线状红斑融合,并向近端扩展。

Ⅲ级:食管狭窄形成。

在有些反流性食管炎患者,贲门部的柱状上皮逐渐替代已经脱落的鳞状上皮。因此,对这些病例,不应将粉红色的胃上皮错误地当作食管炎时的鳞状上皮。反流性食管炎具有周期性,若内镜检查时发现黏膜呈白色,则表明食管曾受过损害,且已经角化愈合。

　　在反流性食管炎,食管壁黏膜固有层有明显的细胞浸润、纤维化及水肿。但其表层鳞状上皮的外观可完全正常。反流等刺激可引起鳞状上皮退化,其溃疡面为基底层的未分化多能干细胞再上皮化,这些干细胞分化为柱状细胞,成为 Barrett 食管的黏膜。刺激也可导致基底细胞增生,血管乳头层增厚。然而,这些变化并无特异性,因为在贲门失弛症,也可出现这些变化。由于在内镜检查时所获取的标本常常只是浅表层的组织,因而有时不能显示上述的组织变化。

三、临床表现

　　胃食管反流为一综合征,包括食管因暴露于胃内容物后所产生的症状和组织损伤,临床表现各异,可分为 3 类:①典型症状;②非典型症状;③并发症。抗酸手术的适应证与手术结果均与其分类有关。

　　典型症状:胃灼热和反流为胃食管反流的最常见的典型症状。胃灼热常为胸骨下段烧灼感,可向上放射至胸部,多出现于餐后或体育运动如弯腰后,在有些患者,症状主要发生于夜间。每天都有胃灼热感的患者约占 10%,每月至少有 1 次胃灼热感的患者占 33% 以上。主诉胃灼热的患者常有喉部酸性或苦性液体反流,多出现于餐后,以及患者夜间睡觉时发生反流,甚至睡觉因咳嗽发生反流而惊醒。除胃灼热和反流外,吞咽困难也是胃食管反流患者的典型症状。在反流性疾病的患者,若有并发症及狭窄形成,则可出现吞咽困难;巨大的裂孔疝或反流所致的食管蠕动功能不全均可导致食管节段性狭窄,即使无食管节段性狭窄,也可出现吞咽困难。在鉴别诊断时,应特别注意排除食管癌。

　　非典型症状:非典型症状包括胸痛、声嘶,以及肺部症状如哮喘、慢性咳嗽、吸入性肺炎等。其他极少见的非典型症状有持续逆呃、盗汗、牙釉质腐蚀等。约 50% 的胃食管反流患者可有类似心绞痛的症状,而心脏检查阴性。pH 监测表明,75% 的患者食管酸度偏高,导致慢性声嘶或反流性喉炎。颈段食管的连续 pH 监测有助于诊断。与胃食管反流有关的肺部症状包括吸入性肺炎反复发作、慢性咳嗽以及更为常见非过敏性哮喘等。近来有研究表明,20% 的慢性咳嗽患者、80% 的慢性哮喘患者有异常反流。

　　并发症:胃食管反流的并发症有食管溃疡和(或)狭窄,恶性并发症如 Barrett 食管及食管腺癌。内镜检查发现,Barrett 食管(下段食管为柱状上皮覆盖)的发生率约为 10%。

　　反流性食管炎所引起的狭窄可表现为急性梗阻或慢性梗阻。

　　急性梗阻:①有的患者无梗阻史,在突然出现梗阻前常常有胃食管反流史。咀嚼不全的导致食团停滞于食管内,突然出现严重的胸部不适。这种症状可以通过吐出食团而缓解(多半是患者用手指刺激咽喉部,引起恶心而吐出)。这种症状可频繁发作,也可从此不再出现。X线检查可发现食管下段环(Schatzki环),或发现食管有极轻微的狭窄,但均伴有反流。②还有的患者有梗阻史(吞咽困难或狭窄史)。在突然发生梗阻时,甚至连水也不能咽下。此外,可出现类似于心肌梗死的疼痛。其诊断不难,只要吞小量的造影剂即可确诊。

慢性梗阻:患者有长达数年的吞咽困难病史。患者常有胃灼热感、胸痛、剑突下疼痛或消化不良等症状,只能缓慢进食,或只能进软食,但体重并不减轻。狭窄较短时,其症状也较少。若发展为器质性狭窄,则胃灼热感可能消失。

四、诊断

为了证实患者的症状是食管反流所致,并能成功地施行抗酸手术,对怀疑为胃食管反流的患者,必须进行详尽的评价。抗酸手术的目的是使症状能长期缓解、无手术并发症及手术所致的其他不适。在手术前应确定患者的症状为食管内胃液过多而必须手术治疗。若决定手术治疗,则必须选择适当的抗酸手术术式。为达到上述目的,必须对拟施行抗酸手术的患者进行详尽的评价,包括:①胃食管反流为患者症状的基础病因;②估计疾病进展的危险性;③有无食管缩短;④了解食管体的功能,有时还应了解胃排空的情况。

胃食管反流的诊断依据:在过去,反流的病因诊断较为困难,所以抗酸手术仅用于严重的食管炎及有狭窄形成的病例。常规的诊断试验需要证实食管内有胃内容物。24h连续pH监测可判断患者症状的基础病因是否为胃食管反流,因此可作为其诊断的可靠标准。

胃食管反流进展的危险因素:24h连续pH监测、食管内有异常的十二指肠内容物以及食管运动功能检查均可作为诊断线索。患者食管内酸度增高,特别是夜间酸度增高时,其发展为复杂的反流性疾病的危险性也随之增高。因此重要的是研究食管内酸性反流的类型及严重程度。胃食管反流的并发症也与食管胆汁反流有关;在治疗胃食管反流时,必须监测有无胆汁反流。在复杂的胃食管反流患者,常有下段食管括约肌缺如,以及食管体的功能受损。若患者有上述1项或1项以上危险因素,则应考虑尽早手术治疗。

短食管:获得性短食管与胃食管反流、溃疡性食管炎、消化性狭窄及食管裂孔疝等有关,并可导致抗酸手术失败及症状复发(复发率37%),因此在施行抗酸手术前,应该评价有无短食管。Altorki报道,在巨大的食管裂孔旁疝中,77%患者的胃食管接合处位于纵隔。慢性食管炎可导致食管壁炎症和瘢痕形成,食管反复受损也可导致瘢痕及纤维形成,其结果引起食管缩短,腹腔内无张力食管段的长度减少或腹腔内没有无张力食管。标准的 Nissen 折叠术至少需要有 2cm 腹腔内无张力食管。若已经存在食管缩短,则不能完成适当的、无张力的抗反流手术,因此重要的是认识短食管的解剖。复发性裂孔疝为食管缩短的主要原因,也是折叠术失败的常见原因。电视 X 线透视食管造影与内镜结合的检查方法,有助于诊断食管缩短。当食管造影或内镜检查发现较大的食管裂孔疝时,可能有食管缩短或食管狭窄。可用内镜测定膈脚(让患者做吸气动作鉴别)和胃食管接合处(胃黏膜皱褶消失部)之间的距离>3cm,对食管裂孔疝>5cm 或食管狭窄患者,尤其患者直立位电视透视疝内钡剂未能减少时,应警惕存在食管缩短。在正常情况下,食管上、下括约肌之间的平均长度为 20.4cm,其平均长度缩短 1~2cm,即应认为有食管缩短可能。

食管体功能:在对胃食管反流患者选择抗酸手术的术式时,需要评价患者的食管体功能。全折叠手术后食管排空阻力增加,若患者食管蠕动功能差,则可引起吞咽困难。食管体功能与抗酸手术的疗效(如反流及吞咽困难的缓解程度、呼吸道症状的改善)有关。若食管无蠕动,或严重紊乱(同时收缩>50%),或 1 个或 1 个以上的下段食管收缩波<20mmHg,则应选择部分折叠术。

在出现狭窄时,应鉴别良性狭窄与恶性狭窄。

(一)排除癌肿

应根据病史、X 线表现、内镜检查所见以及组织学检查结果加以判断。

病史常可为诊断提供重要线索。癌性梗阻多发生于中年人,吞咽困难的病程短,无反流症状,而反流性食管狭窄患者有长期烧心症状。良性狭窄一般具有以下 3 个特点:①饮酒时疼痛;②症状发作为间歇性;③食团梗阻。

X 线表现:在癌肿,近端食管黏膜膨出,不规则;反流性食管狭窄也可有黏膜膨出,故黏膜膨出不能作为癌肿的诊断依据。

内镜检查所见:内镜检查对癌肿的诊断具有价值。但是,若内镜不能通过狭窄,则不能观察到狭窄本身的病变。此时,应以探丝引导,用橄榄球或 Celestin 扩张器轻柔地扩张狭窄,常可使细内镜通过狭窄,从而完成狭窄部的内镜检查。

组织学(或细胞学)检查:组织学检查结果是诊断的重要依据。即使找不到癌细胞,也不要轻易地排除癌肿,必须反复地进行活检和刷片检查,以免漏诊。

(二)有无反流

除了鉴别恶性狭窄和良性狭窄外,还必须弄清楚有无反流,并评估食管清除酸的能力。仅仅依靠 X 线检查和简单的 Tuttle 试验,还不能证实有无反流。Bremner 对 460 例酸反流试验进行了多因素分析,比较了症状与下段食管括约肌压力(LESP)的关系,发现食管下段括约肌压力下降、Tuttle 试验阳性的患者中,酸反流试验阳性者占 93%。应用 24h pH 监测反流量,90.3%的患者可得到确诊。

食管廓清酸试验可以评价食管在清除酸时的蠕动能力。若食管清除酸不良,则表明反流性食管炎已达晚期。由于标准的酸反流试验的假阳性率及假阴性率均较高,故其结果常令人失望。Tuttle 试验的假阴性率也较高,因此单采用某种试验还不能确定有无反流,必须同时采用上述几种方法才能确诊。24h 食管 pH 监测试验是诊断食管酸敏感性、胃食管接合处功能不全、食管廓清酸能力的唯一方法,但是这种试验花费时间,且可引起患者不适。

(三)酸性反流还是碱性反流

酸性反流可引起严重的食管炎,然而实验表明,胆汁或十二指肠内容物反流所引起的食管炎则更为严重。给人和犬灌注盐酸溶液及盐酸与胆汁的混合液,并分别测定食管氢离子的渗透性,发现加入胆汁后,食管黏膜对氢离子的渗透性显著增加。因而可以认为,灌注盐酸与胆汁的混合液所引起的食管炎及溃疡,可能是胆汁增加了黏膜对氢离子渗透性所致。Sample 发现,鼠被灌注水杨酸后,胃黏膜出血的发生率为 29.7%,灌注水杨酸与胆汁的混合液后,胃黏膜出血的发生率上升至 82.4%;单独给予胆酸,则未发现胃黏膜有出血损害。因而可以认为,在水杨酸引起的胃黏膜出血的发病机制中,某些胆酸可能起了作用。体外试验也表明,酸性反流性食管炎与碱性反流性食管炎的发病机制不同:在酸性环境中,胃蛋白酶和结合的胆盐可引起严重的损害;而在无酸环境中,胰蛋白酶和未结合的胆盐所引起的损伤,其程度更为严重。因此,在诊断反流性食管炎时,应判断是酸性反流还是碱性反流。碱性反流有以下特点:有呕吐胆汁、反流史或恶心史;内镜检查可见食管内有胆汁;组织学改变:胃炎或食管炎;胃酸分析:酸分泌度低,胃液 pH>3;胃内胆汁过多,测定前,夜晚禁食,经胃管灌入改良的 Camation 乳标准饮食 10mL,1h 后抽出胃液测定胆酸,>30μg/mL 为异常,而在胃大部切除患者,常>1000μg/mL;胃及食管 pH 监测:胃内 pH>4,用碱性溶液冲洗后,胃内 pH 立即由酸性变为碱性。

(四)食管下段括约肌压力测定及蠕动的检查

下段食管括约肌压力与反流有密切的关系。括约肌压力下降可导致反流,但是在某些明显反流的病例,其下段食管括约肌压力正常或升高。所以,下段食管括约肌压力测定对反流性食管炎的诊断意义不大。胃食管反流时,下段食管括约肌功能及食管蠕动能力的改变是一种进行性改变。最初下段食管括约肌痉挛或反应亢进。当食管下段括约肌不能收缩、食管在受到反流物的刺激时,食管本身发生痉挛。持续性反流可引起食管蠕动能力的丧失,食管也失去廓清酸性物质的能力。在反流性狭窄,只有扩张狭窄后,才能做压力测定、蠕动能力检查和酸反流试验。

五、手术适应证

由于抗酸手术的并发症发生率及死亡率较高,所以抗酸手术仅用于严重食管炎、食管狭窄,或药物治疗失败的患者。因此,在选择手术治疗胃食管反流患者时,必须从其基本病因、预后的危险因素、有无食管缩短及食管体功能等几个方面加以考虑,选择手术术式。

六、治疗

反流性食管炎可导致食管狭窄,因此在做内镜检查时,根据内镜是否需要用扩张器扩张后才能通过狭窄,分为"硬狭窄"和"软狭窄"。内镜或扩张器容易通过的狭窄为"软狭窄",这种狭窄多为持续性痉挛和(或)胶原结缔组织增生尚不成熟所致;若内镜或扩张器通过狭窄时有阻力,则这种狭窄为"硬狭窄",在扩张时必须十分小心。

对反流性食管炎所致的反流性狭窄,可采用非手术治疗或(和)手术治疗。

(一)非手术治疗

非手术治疗应包括检查,扩张、抗反流测定,定期内镜检查及定期细胞学检查。继发于反流的食管痉挛和食管运动失调均可引起吞咽困难,在有食管蹼的患者尤其如此。对轻度食管狭窄病例,早期可采用严格的抗反流方法治疗,并非所有病例都需要施行扩张治疗。扩张治疗适宜于持续性吞咽困难或不适宜做手术的良性食管狭窄患者。由于 Barrett 食管具有恶性倾向,因而主张手术治疗,一项长期的病理学观察表明,Barrett 黏膜上皮发育不良是 Barrett 食管进展为腺癌的主要危险因素。如果活检未发现上皮发育不良,则其恶变率为每年 0.8%。因此,对那些内镜检查发现的溃疡,或活检发现的上皮发育不良的 Barrett 黏膜上皮的反流性狭窄患者,特别是对仅为上皮发育不良的患者,可以采用间歇性扩张及药物治疗。

内镜检查可对食管炎的严重程度和范围进行评价,以往所采用的轻、中、重的分级方法不能客观地反映食管炎大体病理改变,因而近代内镜科医师提出了许多内镜食管炎的分级法。如 Skinner 和 Belsey 的 4 级分类法。

1 级:远端食管黏膜红斑(食管胃鳞状、柱状上皮交界模糊)。

2 级:黏膜红斑伴浅表溃疡形成,典型病例为线形、纵行,纤维膜渗出物容易擦掉,擦掉后留下一出血面(常被错误地认为内镜损伤)。

3级:黏膜红斑并浅表性溃疡形成及其相应的食管壁纤维形成(可扩张组织)。

4级:广泛的溃疡,不可逆的食管壁纤维形成导致纤维管状狭窄(不可扩张的组织)。

又如 Savary-Monnier 提出的 5 级分类。

1级:一个黏膜皱褶出现单个或多个糜烂(可为红斑性或被渗出物覆盖)。

2级:几个皱褶内出现糜烂;糜烂可融合,但未形成环形糜烂。

3级:多个环形糜烂。

4级:溃疡,狭窄,或食管缩短。

5级:Barrett 黏膜上皮:环形或岛状或条状柱状黏膜再上皮化。

在使用扩张器进行扩张治疗时,应防止食管穿孔;若已经发生穿孔,则必须根据穿孔的具体情况,迅速有效地加以处理。因此,所使用的扩张器在扩张前必须消毒。

新药研究的进展改变了以往的观念:选择扩张和严格的抗反流药物相结合的方法治疗反流性食管狭窄,而最新的抗胃食管反流药物,如质子泵抑制剂(奥美拉性,Omoprazole),与抗反流手术同样有效。已有少量报道奥美拉唑可引起小肠肿瘤,所以有些国家限定该药只能连用 8 周。新的抗反流药物仅对部分胃食管反流患者有效,因此对那些顽固的食管炎、吞咽困难或耐药的患者,仍需手术治疗。

(二)手术治疗

由于手术切除的死亡率较高,而且不能控制反流,所以对反流性食管炎倾向采用扩张加抗反流手术。

1.Nissen 手术

Nissen 手术是一种最有效的控制反流的术式,术后 92% 的患者效果良好。但是如果围绕一周(360°),而围脖宽小于 5cm,则不能完全控制反流;部分围绕(即不围绕一周)需将胃壁缝至食管壁上,有时可能引起撕裂和穿孔等并发症。

Nissen 手术的术后并发症有持续或反复发作的食管炎、食管撕裂、食管周围疝、腹部胀气、胃潴留、胃扩张、打嗝或呕吐、胃或食管穿孔、吞咽困难等。

2.食管延长术(Collis 胃成形术)

Nissen 手术治疗短食管疗效不佳,必须采用食管延长术加抗反流手术。对狭窄合并食管裂孔疝患者,必须经胸手术,才能充分游离食管。手术中,由于炎性食管组织较脆弱,分离时要避免过度用力导致胃食管连接处撕裂。在做胃成形术时,先将 F54 号 Hurst-Maloney 扩张器经狭窄部置入胃小弯侧(女性),男性放置 F56 号 Hurst-Maloney 扩张器,紧贴扩张器,用直线切割缝合器完成胃成形术;完成胃成形术后,再做 Belsey 抗反流手术。第 1 排、3 个水平褥式缝线置于新的胃食管接合处以上 2cm 及胃壁;打结后,在第 1 排水平褥式缝线上方 2cm,放置 3 个水平褥式缝线,分别缝至胃壁及膈肌,打结、完成 Belsey 抗反流手术。至此,腹腔内远端食管共 4cm。

这种手术能有效地控制反流,手术效果良好率为 56%~100%,平均为 70%。胃管内的压力测定结果表明,未加做围绕术时,胃管内压力比胃内高 3.6cmH$_2$O,腹部加压时胃管内压力与胃内压力同时升高,出现反流;加做围绕术后,胃管内压力比胃内压力高 13.1cmH$_2$O,腹部加压后,胃管内压力升至 23cmH$_2$O。

3.Collis-Nissen 手术

Pearson 建议用标准的 Belsey 手术围绕新的远段食管(即胃成形术所形成的胃管)后,食管内 pH 监测结果表明,其抗反流效果并不十分令人满意,因为不可能使 Belsey 围脖部围绕新的食管 240°。为了更好地控制反流,Henderson 等提出使用 360°的 Nissen 围脖。

在手术前做内镜检查时,若认为狭窄部可以扩张,试行扩张可以通过 F40 号扩张探条,则可以采用扩张及胃成形—胃底折叠术治疗反流性食管炎。若不能通过 F40 号扩张探条,则应吞钡检查,确定是否用结肠代食管。

手术中,游离、切断 5~6 根胃短血管,游离胃大弯及胃底,使之能通过膈肌裂孔提入胸内。狭窄扩张至可通过 F56~F58 号扩张探条后,按 Collis 手术方法建成胃成形胃管。重建的胃管长 5~6cm,包含近端胃 3~4cm 和远端食管(即胃成形胃管—新的食管)3~4cm。胃成形胃管—新的食管及胃底折叠后均要求可以通过 F54~F56 号扩张探条,以防止出现新食管狭窄和吞咽困难。胃底折叠的长约 6cm,其中胃壁部 3~4cm,从新的胃食管接合处至新的胃成形管限制在 3cm 以内。用 2-0 的丝线、间断缝合 4 针,每针相距 1cm。缝合时,缝针缝经胃底—胃成形管—胃底浆肌层,打结时的松紧度以胃成形管内可置入 F54 或 F56 号扩张探条为宜。打结后再用 4-0 线缝合浆肌层。缝合膈肌脚 2~3 针,打结后仅允许通过 1 个手指。

95%以上的反流性食管狭窄适于扩张治疗;Stirlin 报道 Collis-Nissen 手术死亡率极低(1.6%),食管漏的发生率为 3%,59 例术后患者随访 43 个月,88%无或仅有轻微的反流症状,8%的患者需要服用抗反流药物控制症状,4%无法控制症状。标准酸反流试验证实,术后 1 年 50 例患者中 47 例(94%)、术后 2~5 年 29 例中 10 例(34%)无酸性反流。

4.旁路手术和代食管手术

对于不能扩张、贲门失弛症所致的巨食管,有 Barrett 上皮严重吞咽困难、灼伤性狭窄,或严重粘连不能施行胃底折叠术的患者,应切除并重建食管。利用结肠、胃或空肠代替狭窄的食管,或者做狭窄食管的旁路手术,可取得良好的效果。这种手术的死亡率较高,为 1%~15%。临床多采用结肠代食管,因为结肠具有较好的抗胆汁反流刺激的能力。空肠应用较少,因为在技术上难以取得足够长度的空肠段与上端食管吻合。在癌肿病例,多采用胃代食管。若估计患者可长期存活,则用胃代食管,不加做幽门成形术。因为幽门成形术后容易引起胆汁反流,导致胃炎和胃溃疡等严重并发症,且不易处理。小儿患反流性食管炎时,可采用翻转胃管代替食管;对成人,一般不采用胃管旁路手术,因为缝线太多,容易发生吻合口漏。

目前,在我国反流性食管炎开展手术的病例尚少,可能与饮食结构、疗效好的抗酸药物的使用以及医师对该病的认知程度等因素有关。近年来,笔者间断接诊到有胃灼热病史、纤维食管镜证实诊断的反流性食管炎患者,并给予抗酸治疗。如何在各医疗单位建立反流性食管炎的抗酸手术常规,常规地开展抗酸手术,可能还需要一段时间。

第二节　食管憩室

食管憩室,即食管壁的一部分向外膨出,形成一囊袋,较大者其内可储留食物,日久可并发炎症、感染或溃疡出血,偶尔发生恶性变。食管憩室在临床上发病率不高,偶可遇到。食管憩室的分类较为复杂,按憩室所在的部位,可有咽食管憩室、支气管旁憩室和膈上憩室。这些憩室分别位于咽与食管交接处、气管分叉处和膈上数厘米以内。有人根据憩室的结构分为真性憩室和假性憩室,所谓真性憩室是有食管壁的全层构成的憩室,假性憩室是仅由食管黏膜构成憩室壁。Zenker 等则将憩室分为膨出性憩室和外牵性憩室两类,膨出性憩室是因为食管腔内压力增高向外膨出而形成的憩室,外牵性憩室则是因为食管壁外的牵拉作用而形成的憩室。

一、发生率

咽食管憩室、支气管旁憩室和膈上憩室发生率不同,据统计超过 2 000 例食管憩室报告中,咽食管憩室占 62.0%,支气管旁憩室占17.2%,膈上憩室占 20.8%。另外,1957 年 Brombart 又根据他自己的病例分类,其中 Zenker 憩室 38 例,胸中段憩室 259 例,膈上憩室 33 例和贲门旁憩室 11 例。关于发病年龄和性别,缺乏系统资料,有材料表明 536 例咽食管憩室中最多发生于 50～70 岁,而且男性明显多于女性,男女发病比为 3.4∶1。膈上憩室也多见于男性。

二、分类

根据多数学者的意见,食管憩室根据发病部位分为以下几类。

(一)颈部憩室

(1)咽食管憩室(Zenker 憩室,膨出性憩室,假性憩室,咽下憩室)。

(2)先天性憩室:①壁内憩室;②壁外憩室。

(3)创伤性憩室。

(二)胸上段憩室

(1)支气管旁憩室(Rokitansky 憩室,外牵性憩室,真性憩室,结核性憩室)。

(2)膨出性、外牵性憩室。

(3)先天性憩室。

(三)胸下段憩室

(1)膈上憩室。

(2)功能性憩室和继发性憩室。

三、咽食管憩室

(一)病因

咽食管憩室位于斜形的咽下缩肌与横形的环咽缩肌之间,中线偏后,又有人称为 Killian 三角。此区结构先天性薄弱,不能抵御每次吞咽时的压力,肌纤维逐渐伸长变薄,膨出形成囊袋。部分食物可滞留于囊袋内,随着食物重量下坠,使囊袋扩张,体积增大并下垂,将食管推向前方。囊袋的口径也随之扩大,使得咽下的食物直接进入囊袋内,进入食管的食物量减少,除非借助外力压迫,如用手按压局部,才能将囊袋内的食物推入食管。

创伤所致咽部憩室已有报道,有的是因为爆震伤,有的是行器械摘取异物后引起,还有的是战争中弹片伤的后遗症。先天性生理异常产生憩室仍有争论,有人认为,食管上括约肌长时间不松弛,食团在咽部产生向四方的压力,于是在食管壁上部的环咽部(此处结构最薄弱又缺乏保护)最容易发生扩张,形成憩室。有人研究咽部和环咽肌的收缩和松弛时间以及与功能的关系,提出咽和环咽肌的不协调是造成憩室的原因。

（二）病理

食管憩室的壁主要由黏膜鳞状上皮、黏膜下层以及散在的肌纤维形成,缺乏真正的食管肌层。术中常见到憩室被疏松的结缔组织所包绕,很少有增厚的结缔组织。显微镜下憩室壁内衬的上皮呈现慢性炎症表现,囊壁有急性和慢性炎症细胞浸润,并含有增生的血管。

（三）症状

咽食管憩室的症状决定于憩室发展的不同阶段。咽食管憩室的发生发展分 3 个阶段:第一阶段,仅有黏膜和黏膜下层通过咽食管交接处的薄弱三角区,向外膨出。此时除了食物暂时潴留的症状外,患者没有任何主诉。第二阶段,球形囊袋已经形成并向后下方膨出,憩室的开口与食管腔的轴线不在垂直线上,因而食团仍可直接进入食管。此时的症状主要是因囊袋内潴留食物、液体和黏液所致,患者没有任何食管梗阻的表现。有时食管痉挛可造成吞咽疼痛。偶尔夜间可有食物和液体反流。第三阶段,憩室的大小无明显改变,但是咽部向下开口直接通向憩室,真正的食管腔开口移位被推向前侧方。此阶段的发展机制是憩室变狭长,并被环咽肌固定,随着其内潴留物的重力越来越大,憩室朝着纵隔方向逐渐向下。这种异常的解剖关系,使得食物团直接进入憩室而不是进入食管。在这一阶段除了上述症状外,还出现不同程度食管梗阻,同时充满食物团和液体的憩室对远侧食管的压迫、梗阻症状越来越明显。

咽部憩室的症状主要因憩室炎症、感染,囊壁溃疡,继之产生狭窄梗阻,并发症有憩室穿孔、出血或并发恶性肿瘤。小的憩室虽然开口较小,却可能产生严重的症状,大的憩室其开口也大,食物液体可自由出入,暂时可无明显症状,但是随着憩室体积增大,潴留液体和食物增多,症状的严重性也在增加。此外,食管上括约肌功能不协调和痉挛对于症状的出现和严重性起了较大的作用。症状持续的时间变异很大,从开始出现症状到需要药物治疗,需要很长的时间,有统计资料显示,平均症状持续时间为 3.5 年。咽部食管憩室的症状变化很大,有的憩室内存有食物,仅有咽喉处感觉不舒服,有的则出现食管完全梗阻不通。一小部分食物停在憩室很小的开口处,令患者咽喉后部时常有刺激感、异物感,患者不断分泌过多的唾液,有时还伴随吞咽不畅。食物已经有潴留,症状决定于潴留物的多少、憩室排空的程度以及有无误吸。吞咽不畅或多或少变得越来越严重,但是最烦人的是反流症状,有时进食或饮水后马上就有反流,偶尔弯腰或躺下时发生反流。有时夜间反流和误吸为患者的主要症状,储存于憩室内的食物和液体反流使患者从梦中憋醒。很多患者憩室很小也无食管症状,却出现呼吸道并发症,长期检查或处理却没有发现食管憩室。肺部合并症包括邻近肺叶受累、肺脓肿、支气管扩张和肺结核。呼吸道的主要症状是咳嗽和支气管炎，其他还有呼吸困难等。吞咽时喉部有声响是另一个常见症状，多出现于憩室已经形成，随着吞咽食物和饮水，空气也被吞下进入憩室，随咽下空气量的多少，发出各种不同的声响。这样看，咽食管憩室最常见、最明显的症状包括吞咽不畅、反流、吞咽时有声响、咳嗽、憋气等，其他的还有唾液多、口臭、不思饮食、恶心和声嘶。声嘶因咽炎所致，发生率据统计为2%～8%。有时可发现进食时颈部突起包块，患者按压局部使食物排空包块消失。有的扭转头部也可使包块消失。憩室发生出血少见。憩室增大而致食管梗阻后，可有体重减轻，完全梗阻则有营养不良。曾有1例咽下憩室进食后晕厥发作患者；另有一例发生休克和偏瘫，提示颈动脉和迷走神经受压，切除食管憩室后患者进食良好，再无类似发作。

（四）诊断

放射学上食管憩室表现为食管壁向外膨出，外形轮廓清楚，位置恒定，随食管弹性和蠕动而有大小、形态和方向改变。这些特点可帮助与假性憩室和第三蠕动波相鉴别。为确切诊断需要重复显示憩室的形态。一般来讲，根据放射学检查基本上可以作出食管憩室的诊断。咽食管憩室最初表现为在咽与食管交接处很小的向外膨出，它位于后侧，故侧位片最能清楚显示，随着憩室增大，在正位片上也能显示出伸长的充满钡剂的憩室，其下缘呈圆形。但是仍建议摄侧位片，以除外此处的狭窄病变或食管蹼。憩室体积增大，其开口本身被推移向前，侧位片上可见到钡剂从憩室的顶部在固定的环咽水平排出。憩室较大可见到气管向前移位。咽食管憩室内壁光滑规则，黏膜有炎症也可致内壁呈轻度不规则，当见到内壁明显不规则时，应考虑到憩室内发生恶性病变可能。

内镜检查并非绝对必需的诊断方法，缺乏经验的医师可能因未辨识清楚憩室下端是一盲袋，进行内镜检查而发生憩室穿孔。当怀疑存在憩室合并症，如食管狭窄、食管蹼或憩室癌时，必须进行纤维胃镜检查。咽食管憩室患者内镜检查时，从内镜看直接连通下咽的是憩室，内镜很容易进入，狭长的裂隙则是正常食管。较大的咽食管憩室在内镜检查时，辨识食管腔可能有一定困难。

（五）合并疾病

食管憩室，特别是咽食管憩室最常合并有肺部病变。此外，还可合并食管裂孔疝、贲门失弛症。弥漫性食管痉挛病例可合并真性憩室和假性憩室。较为重要的是食管憩室并发食管鳞状上皮细胞癌。有关憩室并发癌的报道已有多处，Mayo医院 Wychulis 报道 96 例咽食管憩室中 3 例合并食管癌，其发生率为0.31%，以后 Mayo 医院又报道 2 例。合并食管癌的患者年龄较大，多为 60 岁以上，临床症状主要为吞咽不畅的特点改变,反流出的食物混有血液,同时伴有消瘦、体重减轻。

文献报道,应用套圈器从憩室内摘除食管息肉。有学者报道,食管憩室内发生良性食管乳头状瘤。此外还有报道罕见的病例,从憩室内取出金属硬币后,造影发现在原憩室底部又发生另一憩室。咽食管憩室穿孔的报道较多,憩室穿孔破入气管,憩室大出血需要先输血抢救再行手术切除。此外,尚有多篇巨大憩室和多发憩室的报道。

(六)治疗

食管憩室有临床症状者,特别出现食管梗阻或误吸,均应手术治疗。非手术处理尚无效果满意的报道。所有的憩室都会逐渐增大,迟早会出现临床症状,有的还可能发生合并症。除了有合并症者术前需要准备外,一般不需要任何特殊准备。因进食梗阻造成营养不良,可行鼻饲营养,不必行胃造瘘。有肺部合并症时应予治疗。其他合并症则针对不同情况进行相应的处理。

手术切口一般在颈部,左侧或右侧均可满意显露,临床多用左侧胸锁乳突肌斜形切口。解剖出憩室后,在其颈部切断,仔细缝合黏膜并对合缝合肌层,局部置引流。另外,有学者对于小的咽食管憩室采用悬吊固定而不切除方法也取得良好效果。术中应注意避免损伤喉返神经,尤其是损伤双侧喉返神经时,术后需行永久性气管造口。

术后留置鼻胃管,早期可行吸引,后期行胃饲营养。何时开始经口进食争论较大,一般术后1周即可进食。术后应常规给予抗生素。

手术合并症主要有食管瘘,多在1周左右发生,自颈部切口漏出唾液即可诊断。憩室切除术后发生的食管瘘,经充分引流,胃肠内或胃肠外维持营养,多能自行闭合。术中若损伤一侧喉返神经可造成术后声音嘶哑,这是最常见的合并症。术中憩室黏膜切除过多,缝合后可致食管狭窄,食管狭窄可行扩张治疗,扩张失败需再次手术。早年有零散报道因手术致心肌梗死、脑血管意外甚至死亡。据统计,3 000 例咽食管憩室手术合并症:食管瘘 1.0%,喉返神经损伤 1.5%,憩室复发 2.9%,死亡 1.1%。

四、支气管旁憩室

(一)病因

这种类型的食管憩室位于气管分叉处或分叉附近。文献曾有多篇报道描述支气管旁憩室,这些憩室的尖部常有坚硬的瘢痕组织,有时还可见到黑色的淋巴结或钙化,因而认为炎症淋巴结将食管壁向外牵拉是其发病机制。这些淋巴结中最常见的是结核性淋巴结肿大。有学者将切除的憩室做连续切片进行研究,发现粘连于食管壁的淋巴结均为结核性。病变病理分为急性和慢性两组,急性病变变化较大,从轻度圆细胞浸润到坏死,淋巴结坏死可穿透食管壁。慢性病变呈愈合过程,表现为食管黏膜上皮细胞向穿透的淋巴结增生。研究结论为支气管旁食管憩室是结核性淋巴结炎不同程度侵犯食管壁的结果。急性期病变严重时,可发生食管穿孔,形成脓腔,随着愈合过程,食管黏膜上皮长入并衬在脓腔壁内,产生了憩室。

除了炎症感染引起食管憩室以外,还有学者提出支气管旁食管憩室先天性发生的观点。此类憩室发生与食管气管瘘相似,因为在某些支气管旁憩室周围找不到淋巴结,也看不到感染的征象。气管分叉部的憩室,均位于前方从食管向下朝向气管,估计可能是未形成的气管食管瘘。组织学上憩室含鳞状上皮和胃黏膜上皮以及异位的胰腺组织。

(二)组织学改变

支气管旁憩室通常向前向右侧,或呈水平或稍微向上,所以容易排空。外牵型憩室的囊壁含有食管的各层结构,憩室顶部和周围炎症反应变异较大,可能很明显也可能很轻微。某些情况下憩室或多或少被埋在成团的淋巴结中,其他情况下淋巴结完全愈合,体积缩小,成为支气管旁憩室病变的一部分。

(三)症状

无合并症的支气管旁外牵性憩室,一般无明显临床症状,因为憩室排空容易。对此,文献报道并不一致。有学者提出,如果出现症状肯定已经发生了合并症。有学者提出症状的出现决定于食物存留于憩室内的时间以及感染的程度。如此可以说,通常情况下支气管旁憩室没有临床症状,若有症状则为胸骨后疼痛、吞咽不畅,少见的可有出血。

(四)诊断

位于气管分叉或主支气管附近的憩室,可能是外牵性憩室,也可能是膨出性憩室。放射学检查显示:外牵性憩室开口较宽,憩室呈横形,容易排空;而膨出性憩室呈球形,开口较小,并朝向下方,与外牵性憩室相比,不易排空。外牵性憩室向前向右伸展,恰在气管分叉水平,因为此处淋巴结最容易受到结核侵犯,检查时可同时发现有淋巴结钙化或肺内结核表现。左前斜位胸片最容易发现这类憩室。另一个最常见的是位于三角区的膨出性憩室,所谓的三角区是主动脉弓、降主动脉和左主支气管围成的空间。中段食管外牵性憩室在食管镜检查时可见到向前向右膨出的囊袋。有学者经食管测压发现中段食管憩室均有食管动力学的异常,有的是弥漫性痉挛,有的则是失弛缓。

（五）合并症及有关病变

外牵性憩室最常见的合并症是穿孔，穿孔后可造成食管与支气管、胸膜腔、肺、心包、肺动脉以及主动脉的瘘形成，瘘的发生率难以估计，报道最多的瘘是食管支气管瘘。有学者分析 139 例良性食管支气管瘘，其中 32 例因食管中段憩室所致。临床上食管瘘的诊断是主要问题，因为炎症改变，诊断有一定困难，食管瘘极小而没有临床症状者，诊断更难。食管支气管瘘形成后，进食后特别是水或液体可经瘘进入气管支气管树，引起剧烈咳嗽，最终出现肺部合并症。当怀疑食管瘘时，吞服碘油或水溶性造影剂可帮助诊断。内镜检查对诊断有一定作用，食管镜下可看到憩室和瘘的开口，但是纤维支气管镜更容易窥及瘘口。临床上一种简单的诊断方法是，吞服亚甲蓝后经口咳出，即可予以诊断。食管支气管瘘的治疗方法有几种，有人建议电灼瘘管，实际工作中人们更常选用外科切除。除了切除瘘管外，当肺组织已发生不可逆改变时，也需将受累的肺叶切除，手术的效果较好。

支气管旁食管憩室可并发食管裂孔疝，文献多有报道。Solis-Cohen 等报道一患者除有两个支气管旁憩室外还有一膈上憩室，同时还合并有食管裂孔疝。Habein 等报道一组 52 例憩室中，15 例合并食管裂孔疝，3 例合并弥漫性食管痉挛，1 例既有裂孔疝又有食管痉挛。支气管旁憩室发生大出血的情况少见，主要出现于瘘形成过程中。有报道因外牵性憩室发生大出血致死，尸检证实为憩室壁内炎症肉芽组织出血。另有因憩室炎症蚀破上腔静脉致大出血死亡。有报道憩室蚀破支气管动脉可发生大出血，经手术治疗获得成功。

（六）治疗

一般认为，无合并症、无症状的支气管旁憩室，不需要手术切除。Cappeini 却基于自己的材料，认为胸部憩室迟早要出现合并症，基于目前手术技术的改进，提出所有胸中段食管憩室均应一期外科手术闭合。笔者认为外牵性憩室很小且无明显症状，不需要行手术治疗，其主要理由是因以前的淋巴结炎症粘连，纤维组织增生瘢痕，外牵性小的憩室手术时不易发现，手术也可能对食管产生不必要的损伤。外牵性憩室切除手术无特别之处，根据术前造影憩室突向的方向分析，选择左侧或右侧开胸入路。外牵性憩室病变多在气管分叉处，小心解剖粘连和瘢痕，辨清支气管、憩室与周围的关系，将憩室于基底部切除，仔细缝合黏膜，依憩室的形态可横形或纵形缝合黏膜，肌层也需牢固缝合，最后用纵隔胸膜缝合加固。有学者提出小的憩室，食管壁粘连不重，可做一荷包缝合将憩室埋入食管内，这也不失为一种简单有效的手术方法。术后处理与一般开胸食管切除术相同。进食时间决定于手术范围大小，食管腔未破者，术后次日即可进食，食管黏膜已切破，需行胃肠减压，多在术后 4～5d 进流食。笔者进行手术切除支气管旁食管憩室 8 例,手术效果很好。笔者认为术前准备充分,手术计划完善,术中操作认真仔细,可获得满意的治疗效果。

五、膈上憩室

膈上憩室位于横膈之上,通常为膨出性憩室,也可为外牵性憩室,或两种兼之。

(一)病因

膈上憩室的确切发生原因尚不完全清楚,有多篇文献提出,此处食管壁先天性薄弱是其可能的发病原因。有的提出食管下段憩室含有呼吸道残余,憩室壁上含有异位组织,如有报道中的胰腺上皮等。膈上憩室还可因食管痉挛而致功能性憩室。许多疾病可合并膈上憩室并成为其发生原因之一。Goodman 等收集了 126 例膈上憩室,65 例合并有贲门失弛症。此外有报道食管裂孔疝合并膈上憩室,罕见的家族性膈上憩室的报道也见于文献。病理上,膈上憩室与咽下憩室相似,憩室壁仅含有黏膜和黏膜下层,只有散在的肌纤维或根本没有肌纤维组织。

(二)症状

膈上憩室,特别是膨出性憩室,因排空不像外牵性憩室那样容易,多有临床症状。症状包括有吞咽困难、剑突下疼痛不适、恶心、呕吐或憩室内容物反流、胸骨后憋闷感、嗳气、体重减轻、咳嗽、烧心、呕血和呃逆。上述症状多为偶尔发生,持续的症状主要是吞咽不畅和胸骨后疼痛,可放射到背部两肩胛骨之间。有学者描述初期症状是患者感到食物卡在喉咙处和胸骨后痉挛性疼痛。较大的憩室可产生吞咽困难和憩室内容物反流,反流出隔夜食物。更大的憩室潴留更多的食物,可能压迫下端食管而造成梗阻。

(三)诊断

胸内食管下部分最常见的憩室是膈上膨出性憩室,其部位在膈上几厘米的食管上,多突向右侧,也可突向左向前。憩室可以膨胀相当大仍可容易排空,但是随着憩室体积越来越大憩室逐渐下垂,类似咽下憩室。膈上憩室常有下部食管异常收缩运动,或是第三蠕动波或是很长一段食管痉挛。放射学食管造影显示憩室存在,但应除外贲门失弛症和食管裂孔疝。罕见的是憩室发生在贲门部或腹段食管。食管镜检查的目的是除外合并其他食管病变。

(四)合并症及相关疾病

文献报道多发憩室,膈上憩室同时合并有咽下憩室,或合并有支气管旁憩室,或同时合并两个憩室。此外,膈上憩室最多合并的病变是贲门失弛症、食管裂孔疝和食管癌。在切除的膈上憩室壁上还发现有良性肿瘤,如纤维瘤和平滑肌瘤。合并症中,Yeh 等报道膈上憩室可发生自发性穿孔。

(五)治疗

膈上膨出性憩室出现临床症状或有合并症时,应当手术切除。在大组报告中,这种情况占 12%～25%。较大的膨出性憩室因为不容易排空,多有症状或合并症。在决定手术时很重要的一点是进行手术的时机。Habein 根据现有材料发现,24 例膈上憩室经胸切除憩室,随诊显示所有患者术后均有症状,或是憩室复发,或是出现弥漫性食管痉挛或食管裂孔疝。因此强调除非手术同时处理合并症,或先处理合并症,之后再行膈上憩室切除。早年膈上憩室切除多经腹腔将食管下拉,再切除膈上憩室。有的经后纵隔切口直接处理憩室。有的还在动物实验将膈上憩室与胃底进行吻合。直到 21 世纪初经胸切除膈上憩室才被施行。经胸膈上憩室切除可从右侧或左侧开胸,为便于同时处理合并症,如食管裂孔疝、贲门失弛症或弥漫性食管痉挛,多数从左侧进胸。辨明憩室确切大小后,于憩室颈部切除,需注意勿切除黏膜过多,以免术后发生食管狭窄。有人在食管肌层缝合后用小片胸膜或椎旁筋膜加固。膈上憩室手术切除的结果良好,问题多出现于未能很好处理合并症。

第三节　贲门失弛症

贲门失弛症是指吞咽食物后食管体部无蠕动,贲门括约肌弛缓不良。也是常见的食管运动功能障碍性疾病之一。本病又称贲门痉挛或巨食管症等,发病率约为 1/100 000,临床多见于 20～50 岁的中青年人,女性稍多。

一、病因与发病机制

本症的病因尚未明确,但基本缺陷是神经肌肉异常。神经解剖研究结果表明,该病是由于食管壁肌层间神经节发生变性或减少,副交感神经(迷走神经)分布缺陷。其发生与Ⅱ型人白细胞抗原 DQW1 有关,因此认为可能由于水痘-带状疱疹病毒或麻疹病毒感染引起。

贲门失弛症不仅局限于贲门部,而且累及整个胸内食管。开始时食管解剖学上正常,以后食管失去正常蠕动而极度扩张及贲门括约肌不能松弛,肉眼可见终末段食管狭窄,狭窄段长 1.5～5cm。此段食管外层纵行肌功能正常,而内层环形肌肥厚。食管正常运动功能障碍,使食物滞留于食管内刺激食管黏膜,继而发生炎症和多发性溃疡。在滞留性食管炎的基础上可以发生癌变,其发生率高达2%～7%。

二、症状与体征

(一)吞咽困难

贲门失弛症最常见的症状是吞咽固体和液体食物时均有吞咽困难,症状从间歇发作进展至每餐甚至每次吞咽均出现。尤其是发病初期,情绪紧张或冷热饮均可使症状加重。患者常在胸骨下部有食物粘住感,并可在咽喉至上腹部任何部位有此感觉。吞咽困难的发生有时可很突然,顿时无法下咽,一时不能缓解,下咽困难有时进流质反而很明显,患者可自行做不同动作,以解除吞咽困难,如大量饮水,用力咽空气或站着进食等,因吞咽困难影响进食可出现体重下降及贫血,与进食的质与量也有关,但很少因饥饿而死亡。

(二)反胃

常在进餐中、进餐后及卧位时发生。早期在进餐中或每次餐后反出少量刚进的食物,可使食管阻塞感改善。随着病情进展,食管容量增大,反胃次数减少。每次反流物为大量未经消化及几天前有臭味的食物。当食管扩大明显时,可容纳大量液体和食物,患者仰卧时即发生反胃,在夜间反胃时可发生阵发性咳嗽及误吸,出现肺炎、肺脓肿及支气管扩张等呼吸道并发症,老年人更易发生。

(三)疼痛

在贲门失弛症早期常出现胸痛或上腹痛。测压检查发现有高振幅收缩,可能是由于食管肌发生痉挛造成。有些疼痛可因进食太快或食物卡在食管下端括约肌部时发生,对长期患病食管已扩张呈 S 状者,疼痛症状不太明显。

三、诊断依据

(一)病史

有本病的症状和体征,但开始时症状不明显,病情进展缓慢,可突然发生。

(二)X 线检查

1.胸部 X 线平片

有时可见扩张的食管,胃内气泡消失。有肺部炎性改变时可见肺野改变。扩张明显的食管在后前位胸片上见有纵隔影增宽或有液平面。侧位片上见有气管前移。

2.食管钡餐检查

对食管扩张明显或食管内有大量食物残渣者,造影前应插管冲洗食管。贲门失弛症的食管钡餐检查,特征为食管体部蠕动消失,吞咽时远端括约肌无松弛反应,典型表现为钡剂在食管胃接合部停留,该部管壁光滑,管腔狭窄呈鸟嘴样改变,食管体部直径可自正常至明显扩张。根据 Henderson 等的分级,贲门失弛症中食管扩张的严重性可分为 3 级。1 级(轻度):食管直径<4cm;2 级(中度):食管直径4~6cm;3 级(重度):食管直径>6cm。食管可弯曲呈 S 形,食管内充满钡剂,靠重力作用使下端括约肌开放,小量流入胃内,吸入亚硝酸异戊酯可使食管远端开放。

(三)食管镜检查

主治医师最好参与食管内镜检查,目视病变性质、程度,对术前准备也有帮助。

钡餐检查后应施行食管镜检查,以除外食管器质性病变或合并癌变,镜检见到食管扩张,贲门部闭合,但食管镜通过无阻力。有时可见有阻塞性食管炎的表现,如黏膜充血及增厚、溃疡及血斑,结节增生性斑块或息肉样改变。可能时将内镜通过食管远端括约肌检查胃部,以除外因胃癌出现的假性贲门失弛症。食管镜检查前 3d 对食管扩张明显及有食物残渣者,应下胃管充分冲洗,改用流质饮食。扩张、弯曲的食管在镜检时有发生穿孔的危险,应予注意。

贲门失弛症患者行食管镜检查的适应证:①临床症状及 X 线检查不能确诊者;②有可疑其他食管良、恶性疾病者,特别是可疑有癌变或合并癌者;③单纯采用食管镜下扩张术者;④黑勒贲门肌切开术后诊断有反流性食管炎者。

(四)食管测压

检查前应做食管钡餐 X 线检查及清洗食管。食管测压检查有助于贲门失弛症的诊断。测压所见常很典型,尤其是食管扩张不明显需与食管痉挛相鉴别时。

贲门失弛症的测压特征是:①食管内静息压(正常在大气压以下)高于正常,约等于胃底内压力(2.7kPa,20mmHg)。②吞咽时食管体无蠕动性收缩性反应,常可见到非蠕动性低振幅(低于 6.7kPa,50mmHg)收缩。③吞咽时食管下括约肌不松弛或松弛不良。④食管平滑肌对胆碱能药物有过敏作用,如注射氨甲酰甲胆碱(乌拉胆碱),可使食管内压力上升。但有时出现假阳性,如远端有浸润性肿瘤的患者;在食管弥漫性痉挛病例中,有时也同样出现阳性效果,故此项试验的价值可疑。

(五)闪烁图检查

应用放射性核素闪烁图检查食管,可以对食管功能不良程度进行定量检查及检查治疗的反应。方法是吞咽液体或固体放射性标记^{99m}Tc 胶体硫,进行单次或多次吞咽,吞咽开始后间歇进行伽玛计数,数字储存于计算机内。从计算机资料画出清除曲线就可定出一次或多次吞咽中清除时间及清除曲线。其特征是:①吞咽第一口时,液体团通过延迟,全部有潴留;②食团在食管远端平均每隔 3s 间歇来回有摆动(正常人饮水时可在 1s 内完全通过食管,食团摆动及明显潴留是贲门失弛症的特性)。

四、鉴别诊断

(一)食管弥漫性痉挛

又称非括约肌性食管痉挛,也称假憩室或节段性痉挛。为一种不明原因的原发性食管神经肌肉功能紊乱疾病,多见于中年人或有神经质的女性。中国人较少见。有的患者无任何症状,而有症状者常为阵发性胸骨后疼痛,并放射到背部、颈部,个别患者可向耳后及前臂放射,类似胆石症及心绞痛。疼痛发作与饮食无关。有些患者在疼痛发作时伴有程度不同的吞咽困难。无特殊阳性体征。食管 X 线造影显示食管中 2/3 部分呈节段性痉挛收缩,无食管扩张现象。发作时食管钡剂造影有较多的蠕动波,呈念珠状。有的食管造影又很像憩室,因此又称其为痉挛性假憩室病。有时见真性憩室或合并食管裂孔疝和胃、十二指肠溃疡存在。食管大小正常。食管镜检查食管黏膜正常,器械通过无障碍。食管测压显示食管体内有重复的同时性的收缩,下端括约肌有正常弛缓功能。多采用保守治疗,但也有主张行肌层切开(主动脉弓下缘直至胃底)的报道。

(二)贲门癌

出现假性失弛缓现象,患者有吞咽困难症状。X 线检查食管体有扩张,远端括约肌不能松弛。测压食管体部无蠕动及食管远端括约肌不松弛。食管镜通过该处有困难。最常见的原因是贲门部肿瘤浸润,大多数活检可确诊,但有时需探查才能确诊。

(三)食管硬皮病

各种结缔组织疾病如系统性硬化病、系统性红斑狼疮、多发性肌炎等均能合并食管运动障碍。这些疾病一旦累及食管,能引起食管平滑肌及纤维组织萎缩。出现食管远端一段无蠕动。食管受累先于皮肤硬皮病的出现。食管测压近端可出现正常蠕动波,而远端括约肌常呈无力,但松弛正常。在周围性神经疾病如糖尿病及系统性硬化病患者中,也可见到食管无蠕动性异常。

(四)精神性贲门失弛症

本症多见于年轻有神经质的人。症状很像贲门失弛症。X 线检查时很少有食管扩张,也有第三收缩波和鸟嘴状的贲门。食管镜检查常正常。

(五)老年性食管

该病多见于老年人,老年人中食管运动功能紊乱是器官的退行性变在食管上的表现。与贲门失弛症在鉴别上有 3 点:①老年性食管多见于年过 80 岁者;②缺少贲门失弛症的食管扩张及贲门改变;③食管腔内测压检查贲门和食管静止压不增加。

（六）迷走神经切断后吞咽困难

经胸或腹途径切断迷走神经后能发生吞咽困难。高选择性迷走神经切断术后约75％的患者可发生暂时性吞咽困难。大多数情况下手术后6周症状可以逐渐消失。X线及测压检查中，可见到食管远端括约肌不能松弛及偶然无蠕动，但很少需要扩张及外科治疗。与贲门失弛症鉴别主要依靠病史。

（七）食管美洲锥虫病（Chagas病）

本病是南美洲的一种寄生虫病。这种寄生虫病常累及全身平滑肌，而引起巨食管、巨胃、巨十二指肠、巨空肠、巨结肠及巨子宫等。Chagas病从小儿时期就开始发病，分急性及慢性阶段。慢性阶段能持续30年以上。急性阶段是从昆虫咬伤后，伤口感染而发病，临床上有发热、肌肉痛、食欲不振、肝脾肿大和全身水肿。寄生虫经血侵入人体后，使全身平滑肌发生Chagas病。有研究认为，锥虫侵犯平滑肌内释放神经毒素破坏肠肌神经丛（Auerbach神经丛）的神经节细胞，因此患者常在急性阶段死亡，幸存者则进入慢性阶段。Chagas病的巨食管在临床、X线检查及食管腔内测压检查上均与贲门失弛症相同。在鉴别诊断上，只有在锥虫病流行区才有意义。Chagas病除食管病变外，尚有其他内脏的改变。用荧光免疫及补体结合试验可确定锥虫病的感染史。

五、并发症

（一）呼吸道并发症

约在10％的患者中发生，儿童中更明显。因反流及呕吐发生吸入性肺炎、支气管扩张、肺脓肿及肺纤维化最常见。吸入非典型分枝杆菌合并食管内潴留的油脂，可诱发慢性肺部改变，类似临床上结核病的X线表现。在痰中找到抗酸杆菌可能是非典型分枝杆菌，不要误认为结核杆菌。发生呼吸道并发症可有3种机制：①扩张的食管内容物吸入气管及支气管，特别在夜间平卧时反复小量误吸；②明显扩张及充盈的食管压迫气管，致排痰及呼吸困难；③并发癌肿造成食管及气管或左支气管瘘，出现严重的呼吸道症状。其中以第1项常见。治疗除采用抗炎等支持疗法外，只有解除食管梗阻后，才能使肺部并发症好转。但如有长期肺部并发症，如支气管扩张、肺脓肿等而引起不可逆病变时，可在做黑勒（Heller）贲门肌切开术的同时做肺切除术。

（二）食管癌

贲门失弛症可并发食管癌，发生率为2％～7％。肿瘤部位主要位于食管中段，其次为食管下段及上段。食管癌常发现于有失弛症病期较长的患者，因食物潴留发生食管炎的慢性炎症刺激因素造成。食管肌层切开或用力扩张后并不能预防癌肿的发生，有手术成功后多年仍可发生癌肿的病例。

食管癌的诊断常延误，由于临床症状常被误认为贲门失弛症，待癌肿生长至较大体积堵塞食管才被注意。吞咽困难由间歇性发作变为进行性加重，反流或呕吐物中含有血液，以及体重下降较为明显，个别病例可出现食管支气管瘘。怀疑并发有食管癌的病例除钡餐 X 线造影外，应做食管镜检查。为了及时诊断并发症，在做食管造影或食管镜检查前应很好地冲洗食管。

贲门失弛症并发食管癌常因延误诊断，肿瘤已不能切除，或虽能切除，但预后不良，大多数患者因转移而死亡。在预防上有些学者提出对贲门失弛症早期做黑勒贲门肌切开术，减少食管黏膜的慢性刺激，有可能预防癌的发生。

（三）食管炎

因贲门失弛症的食管内潴留，食管镜检查可见有食管炎，造成黏膜溃疡并可发生出血，少数发生自发性食管穿孔、食管气管瘘。身体衰弱或已行抗生素治疗或周围血中性粒细胞减少者可合并念珠菌感染。食管镜检查可见炎性黏膜上有白斑。标本涂片及活检可以确诊，治疗首先用吸引引流、扩张，解除食管潴留，同时应用抗真菌药。

（四）其他并发症

贲门失弛症的食管扩张，使管腔内张力增加而出现黏膜膨出，称为膨出性膈上憩室。膈上憩室常发生于膈上 5cm 右后侧壁。贲门失弛症并发憩室除贲门失弛症的症状外，因憩室内滞留食物引起憩室炎时常出现反酸，偶有呕血现象。诊断主要依靠食管造影或食管镜检查。治疗在行黑勒贲门肌切开术的同时，行憩室切除术或食管部分切除及食管-胃吻合术。

六、治疗

药物治疗的效果并不理想，对术前准备及拒绝或不适于做扩张术及外科手术者可能有一些作用。抗胆碱制剂能降低括约肌压力及改善食管排空，但临床应用效果不佳。长效硝酸盐或钙通道阻滞药硝苯地平（心痛定）（30～40mg/d）是内科治疗贲门失弛症的两种有效药物，可降低食管下端括约肌张力、解除吞咽困难。肉毒毒素（BTX）注射，也起到一定的治疗作用。目前常用 BTX 的 A 型（BTXA）。方法是在纤维食管镜下，食管胃黏膜移行处典型的齿状线结构作为判断食管下括约肌（LES）的标志，将 LES 分成 4 个或 5 个象限，分别注射 BTXA 注射液，总量 80～100U。也可在超声内镜指导下，将 BTXA 注射液准确地注入 LES 内。BTXA 作用于运动神经末梢肌肉接头处,抑制乙酰胆碱的释放,阻断神经冲动传递,导致肌肉松弛和麻痹。

(一)扩张治疗

20 世纪 40 年代就应用扩张食管远端括约肌的方法治疗贲门失弛症,50 年代以后逐渐用手术方法代替,为长期缓解症状,需强行扩张括约肌,现在常用的有金属、静水囊、气囊及钡囊扩张器等。

扩张前一晚开始患者禁饮食,食管内食物残渣应予吸引清除或冲洗清洁,有可能时在食管镜检查后立即进行扩张,所有扩张均在 X 线透视下监测。

1.器械性扩张器扩张

(1)金属扩张器(Starck 扩张器):由 Starck 制作的扩张器,有可扩张的金属臂,用手法控制。因扩张程度不易控制及屈曲扩张的食管不易进入,现已较少应用。

(2)静水囊扩张器:由 Plummer 制作的静水囊扩张器及由 Negus 改良 Plummer 的静水囊扩张器。其扩张是将双层扩张袋置于食管下端括约肌的中点,压力可至 $53.9\sim63.7kPa(404\sim477mmHg)$。

(3)气囊扩张器:气囊扩张时充气至压力 $40\sim80kPa(300\sim600mmHg)$。

(4)钡囊扩张器:用 25%~30%钡剂,使食管胃交界部扩张至 4cm 左右。

(5)其他扩张器:如水银囊扩张器、柔性扩张器,应用纤维食管镜进行扩张或经金属食管镜利用塑料探条扩张,还有一些带引导丝的扩张器,其类型大致相似。

2.加压扩张的并发症

(1)疼痛:约 5%的患者发生胸骨下持续疼痛。疼痛向背部、肩部或两臂放射,常可自行消失,为除外食管穿孔,患者应留院观察,禁饮食。

(2)食管穿孔:约有 3%患者扩张术后 $30\sim60min$ 内疼痛不减轻或症状恶化,应怀疑有穿孔的可能。左胸剧痛、气短、皮下气肿及液气胸为食管穿孔特征。经吞服碘剂确诊后,应缝合穿孔及在食管对侧行肌层切开术。根据穿孔情况同时行胃造口术,以利术后连续吸引保持食管排空。术后第 5~第 6 天用水溶性对比剂进行 X 线食管检查,穿孔愈合后,停止吸引,经口进流质。也可发生亚临床穿孔,出现纵隔脓肿,需手术引流。由于加压扩张后发现食管穿孔大都较晚,对可疑病例在行强力扩张术后,用水溶性对比剂进行检查,排除穿孔。

(3)出血:发生大出血者少见。表现为呕血或黑便,患者应留院监测直至出血停止。

(4)胃食管反流:多次扩张后,小部分患者发生症状性胃食管反流,出现食管炎症状。可施行抬高床头,服抗酸药及 H$_2$ 受体拮抗药。出现贲门失弛症复发或保守治疗失败,则需手术治疗。

(二)手术治疗

食管肌层切开术或同时施行抗反流措施是治疗贲门失弛症的标准手术方法。

Heller 第 1 次施行食管前后壁纵行食管贲门黏膜外肌层切开。Zaaijer 将 Heller 经腹行食管贲门前后壁双切口的肌层切开方法,改为经胸食管贲门前壁单切口肌层切开,取得了同样效果。现在均采用此改良手术方法。

1.手术方法

食管贲门黏膜外肌层切开术的改良术式即黑勒贲门肌切开术,现在除此手术外,其他手术方法已极少应用。

因为此手术后常有胃食管反流、食管炎及其他并发症,现已有一些改进方法,包括食管肌层切开及膈肌瓣成形术,食管肌层切开术合并 Nissen 或 Belsey 抗反流手术,或合并 Thal 胃底成形术。

2.术前准备

有营养不良者术前应予纠正。可经中心静脉插管胃肠外营养支持或经内科治疗(亚硝酸异戊酯或硝苯地平等),或经扩张术使其经口进流质。有肺部并发症者予以适当治疗,如停止经口进食,促进食管排空,肺部理疗及应用抗生素。由于食物潴留于食管,食管有不同程度的炎症,所以手术前要清洗食管 2~3d,清洗后注入抗生素溶液,麻醉前重复一次,清除隔夜的分泌物并留置胃管进手术室。术前用药不给丸剂或片剂。

3.适应证

(1)重症贲门失弛症,食管扩张及屈曲明显,扩张器置入有困难并有危险者。

(2)合并有其他病理改变,如膈上憩室、裂孔疝,或怀疑癌肿。

(3)扩张治疗失败,或曾穿孔,或黏膜损失,或导致胃食管反流并发生食管炎。

(4)症状严重而不愿做食管扩张者,可施行手术以改善症状。

(5)以往在胃食管结合部做过手术。

4.禁忌证

(1)心肺功能有严重障碍者。

(2)营养状态低下,血红蛋白<60g/L。

5.手术操作要点

可经胸部或腹部途径行食管肌层切开术,同时施行抗反流手术。一般认为经胸途径较好,但在老年及体弱患者可经腹部途径,认为危险性较小及操作时间较短。如需同时施行其他手术,如切除膈上憩室或修补裂孔疝或同时做抗反流手术者,应经胸部途径。

(1)经胸食管贲门肌层切开术:手术过程如下。

1)麻醉:全身麻醉,气管内插管。

2)切口:左胸后外侧做一切口,自第7肋间或第8肋床进胸。

3)游离食管:将肺向前牵开,切断下肺韧带直至下肺静脉,纵行切开食管下端纵隔胸膜,显露食管,绕以纱带向外上方牵引,将食管胃接合部一小段拉入胸内。除非要做抗反流手术,否则不切断食管的裂孔附着部。如不能将食管胃接合部拉进胸内,可在裂孔前壁做2.5～5cm短切口,以显露贲门及胃,之后此切口应以丝线间断缝合修补,需注意不要损伤附贴于食管前壁和后壁的迷走神经。

4)切开食管肌层:左手握食管,拇指向前,用圆刃刀片于食管前壁小心做一切口。用钝头直角钳分离外层纵形肌,继续切开,小心游离,深达黏膜下层,用钝头剪延长肌层切口,近端至下肺静脉水平,远端在食管胃结合部至胃壁上1cm。将切开肌缘向两侧游离至食管周径1/2～2/3,使整个切口长度有黏膜膨出。仔细分离肌层尤其是要切断环行肌,止血不可用电凝或缝扎,应用手指压迫止血。

5)检查黏膜的完整性:嘱麻醉师将预置于食管腔内的鼻胃管提至肌层切开水平,以纱带提紧闭塞近端管腔,经胃管注空气或挤压胃体,观察有无漏气、漏液,有破损处黏膜应予细丝线缝合修补。

6)安放胸腔引流管,逐层缝合胸壁。

7)改良式:原黑勒贲门肌切开术黏膜膨出部不予覆盖,也可利用膈肌瓣覆盖。将食管邻近膈切开成舌状瓣,再将此带蒂膈肌瓣向上转移缝于两侧切缘上。

(2)经腹食管贲门肌层切开术:手术过程如下。

1)麻醉:全身麻醉,气管内插管。

2)切口:剑突至脐正中做一切口或左正中旁做一切口。

3)游离食管:探查腹腔后暴露食管胃接合部。将左肝叶向右下方牵引,切断三角韧带并切断膈至食管胃接合部的腹膜返折。手指钝性游离食管周围,在食管远端绕一纱带暴露食管胃接合部狭窄处,勿损伤迷走神经,但有时需切断迷走神经才能将食管拉下。

4)食管贲门肌层切开及检查黏膜的完整性,步骤同经胸途径。

5)关闭腹腔不置引流管。

6.术后处理

术中未发生黏膜破裂者,术后24h可停止胃肠减压,48h拔除胃管,先少量饮水后逐渐恢复流质饮食,术后第 10 天可进半流质饮食。若术中黏膜穿孔行修补者,术后禁食延长至第 7 天。

7.术后并发症

(1)食管黏膜穿孔:是食管肌层切开术后最严重的并发症,原因是术中未曾注意到有黏膜穿孔或缝合后又发生的穿孔,可致脓胸。若术后能早期确诊,发现于 12h 以内者,可再次手术修补,否则行闭式胸膜腔引流,小瘘口禁止经口进食,用胃肠外营养支持等待自愈。瘘口较大、持续 1 个月以上者,常需手术修补或食管重建。

(2)胃食管反流及反流性食管炎:食管肌层切开术后胃食管反流的发生率,各家报道并不一致。有报道 X 线片上反流发生率可达 30%~50%,但不一定发生反流性食管炎。术后发生反流性食管炎,出现轻重不同的胸骨后疼痛及上腹部烧灼感,内科治疗可使症状缓解。已发生狭窄者,需切除狭窄部分后施行食管胃吻合术及胃底折叠术。预防措施是在肌层切开术后施行抗反流手术。

(3)食管裂孔疝:黑勒贲门肌切开术后发生裂孔疝者占 5%~10%,是裂孔结构及其支持组织遭到破坏所致。常为滑动疝并伴有胃食管反流,食管旁疝可造成狭窄。若在肌层切开时裂孔附着部不予切断或在重建贲门同时施行抗反流手术,术后发生率可以减少。滑动疝确诊后予以手术修补,有嵌顿疝可疑时,立即开胸探查。

术中因探查腹部或便于施行肌层切开术,而在膈上曾行切口,术后可能裂开造成膈疝。

(4)症状不缓解:约有 6% 的病例食管肌层切开术后持续有症状,其原因常是肌层切开不完全或切开太短。可用 F45~F50 探条做扩张治疗。同时曾行抗反流手术后出现下咽缓慢者,可能是缝合太紧之故,可予扩张治疗。若术后经一无症状期又发生症状,其原因可能为:肌层切口愈合;有扩张明显及屈曲的食管存在;胃食管反流造成狭窄;食管或胃近端发生癌肿,应考虑外科治疗。手术方式的选择取决于患者的全身情况、治疗失败的原因及术中所见。所有患者术前应做食管切除及用结肠再造的准备。若原施行的切口不充分或已愈合,可予以延长切口或再行新的肌层切开术,这类病例 75% 效果良好。

8.疗效评价

根据患者自觉症状分为 4 级。①优秀:无症状,体重上升,恢复正常活动;②良好:进步明显,偶有吞咽困难,无反流;③好转:有进步,偶有吞咽困难及反流;④恶化:无进步,甚至出现新症状。

食管肌层切开术的长期有效率(优秀及良好)占患者的 85%～90%,手术死亡率 0%～0.3%,并发症发生率约为 3%,反流造成消化性狭窄的发生率约为 5%。扩张后约有 65% 的患者取得长期满意的效果,如复发后再治疗死亡率为 0.2%,穿孔率约为 3%。

第四节　贲门癌

起源于以贲门口为中心,周围 2.0～2.5cm 的胃癌称为贲门癌。临床上比较常见,发病率和病死率均较高。贲门癌早期诊断对手术效果十分重要。但贲门区局部解剖复杂,黏膜排列不规则,正常变异较多,又缺乏蠕动,并位于肋弓下,常致漏诊或误诊。

一、诊断依据

(一)症状及体征

贲门癌与食管癌相比,症状出现较晚。早期患者无症状或仅有上腹部饱胀不适,轻微疼痛或烧灼感、嗳气、食欲下降,往往不被重视或被误诊为胃炎或胃溃疡。而中晚期贲门癌的主要症状大多为上腹部不适或有疼痛感,如侵犯食管可出现进食阻挡感,多有食欲减退,有的患者有黑便史,少数有呕血,甚至大出血。由于贲门较深在,并位于肋弓下,用手法触诊和压迫器均触压不到,故腹部查体很少能触到肿块。

(二)X 线检查

贲门解剖结构特殊,黏膜排列不规则,又缺乏蠕动,双对比造影对贲门癌的检查比其他部位癌的检查更为重要。在双对比造影检查被广泛用于胃 X 线造影前,临床上中晚期贲门癌被漏诊、误诊的情况并不少见,尤其在早期贲门癌更易发生。

早期贲门癌 X 线表现有以下特征:贲门舒张稍差,贲门正常形态消失,黏膜破坏中断,呈不规则形,浅小龛影或呈小颗粒息肉样充盈缺损,以上表现只有在良好的气钡双对比片上方能显示。

对于中晚期贲门癌,根据其典型的 X 线表现及临床资料,一般不难作出诊断。其 X 线征象表现如下。

(1)胃泡下缘和贲门下区轮廓不规则和僵直,范围多不超过 5cm,这是最常见的征象,在充盈和双对比像上均能见到,其病理基础是胃壁增厚,高低不平,多见于浸润型癌和溃疡型癌。

(2)胃贲门内缘轮廓线的双边征和肿块影,这个征象只见于双对比造影像,胃轮廓线出现局限的双重边缘,外缘平坦,内缘略向腔内隆凸,病变明显时内缘呈肿块状向腔内隆凸。其病理基础是浸润型癌、增生型癌。

(3)龛影:贲门部溃疡型癌较常见,贲门癌龛影不如胃小弯溃疡型癌典型,其表现有如下几种。

1)龛影于充盈相呈切线位投影,常不表现为典型的半月征,也不易见到环堤征;主要表现为龛上缘或下缘的小凹陷,龛底轮廓平直。

2)有时龛内壁涂一层钡剂,表现为长形稍不规则的密度增高阴影,需利用气体对比才易显示。

3)龛正位投影时(黏膜皱襞或双对比像)表现为略不规则的类圆形存钡影,密度比周围稍高,但周围看不到典型环堤征与指压迹。贲门癌龛影表现不典型的原因是该处无法施行充盈加压法,因而较难根据典型龛影作出诊断,但如见到局部小凹陷且附近有一平直段,应高度怀疑溃疡型癌,须对该处施行细致检查。

4)黏膜杂乱、不连续,见于双重造影像。表现为正常黏膜像中有一块形态杂乱、皱襞不连续的区域,常需比较几个涂布良好的点片才能作出判断。

在诊断中,X线气钡双对比造影已成为不可缺少的检查手段,它不但能明确疾病的诊断,而且能了解其范围、类型,很多征象如双边征、肿块征以及轮廓、黏膜的改变都由它得以显示。但必须操作正确并与其措施配合。①胃底必须涂钡适当,并且由气体充分膨胀胃底才能形成良好的双对比,胃底存钡不能过多。②必须在透视下转动患者显示病变的最佳位置,然后拍片观察。站立正后前位片非常重要,在这个位置,贲门恰位于胃的最内缘,可见钡剂自食管经贲门流向胃小弯,恰好在切线位投影。贲门癌大多位于贲门周围 1~2cm 处,因而这个位置恰能显示病变的切线位投影。半立位大角度左前斜位片可充分显示贲门与周围黏膜的相互关系,所获得影像为贲门展面像,对于贲门周围黏膜显示有重要价值。右前斜位片可以较好地显示贲门区肿块及贲门胃底后壁与周围脏器的关系。③充盈法仍是一个重要的方法,并应结合旋转透视观察。轮廓不规则、僵直、小凹陷以及部分龛影在充盈像显示较好,特别对贲门下及胃底后壁的病变尤为重要。如果认为双对比法可代替充盈法,将使某些贲门癌漏诊,同时应当注意胃必须充盈才能显示病变。④胃必须充分膨胀,才能显示病变,这对充盈法和双对比法都适用。X线片证明,只有少量气体和钡、胃未充分膨胀,是造成判断错误的重要原因。

(三)分型

1.根据病理及 X 线所见,中期贲门癌可以分为 3 型

(1)凹陷型:病变区黏膜凹陷,有糜烂,偶见表浅溃疡。

（2）隆起型：黏膜略呈不规则隆起，表面粗糙，颗粒状，触之较硬，偶尔呈结节状或息肉状突起。

（3）平坦型：病变区稍微粗糙，但肉眼下无明显异常。

2.根据病理及 X 线所见，中晚期贲门癌也可以分为 3 型

（1）菜花型：肿瘤向腔内突出，显示不规则的充盈缺损，多呈巨块或类息肉状，常向上波及食管下段，病变处黏膜破坏、紊乱或大部分消失，管壁僵硬。充盈缺损中常有大小不等及深浅不一的龛影，龛影较深大者多伴有半月征，胃泡内于贲门小弯侧，经常见结节状或分叶状软组织肿瘤阴影。此型病变多位于膈下，钡剂通过中度受阻。

（2）浸润型：食管下端贲门部呈向心性或管道形狭窄，管壁较光滑、僵硬。黏膜皱襞断裂或部分消失，某些病例可有龛影，借助人工气腹和胃泡的对比，病变处管壁普遍增厚，很少有巨块状软组织肿物阴影。此型病变跨居于横膈上下，较局限，分界不清，钡剂通过严重受阻。

（3）溃疡型：于切线位投照显示有盘状巨大龛影，边缘不规则，常显示有半月征，分界清楚，无明显软组织阴影，病变常在膈下，钡剂通过受阻较轻。

还有一部分病例无法分型。

（四）CT 检查

贲门癌 CT 检查有不同程度的胃壁增厚，故局部厚度＞20mm、贲门夹角增大或贲门区发现面积＞500mm² 的结节影，应怀疑肿瘤可能。贲门癌可以形成贲门部肿块，CT 检查主要表现为突向胃腔内的溃疡性肿块。应用仿真内镜技术对贲门癌进行观察，可以发现贲门区较大的浅表溃疡，从而在 CT 图像上仅表现为肿块黏膜面的凹凸不平。

贲门癌常累及下段食管，表现为管壁的不规则增厚，在 CT 上食管壁超过5mm，应引起重视，特别是食管局限于相邻连续几个层面的增厚更有意义。

贲门由于其位置特殊，也很容易向下侵犯胃底和胃体。肿块周围脂肪间隙的消失，常被认为是突破浆膜层，侵及邻近组织器官的征象。

CT 对于判断远处的脏器转移准确率较高，贲门癌淋巴结转移多位于贲门旁、胃小弯、胃左动脉及腹腔动脉周围淋巴结，腹膜后淋巴结和后下纵隔转移也多见。

（五）超声检查

对贲门癌术前均应做颈部、胸部、腹部的超声检查，以确定有无淋巴结转移。颈部重点检查甲状腺下缘以下肩胛舌骨肌区、颈深静脉及食管旁区；胸部检查上纵隔、气管旁、后纵隔、肺门及横膈淋巴结；腹部检查贲门旁、脾门、胃大小弯及肝门区

和后腹膜部位。

（六）胃镜检查

贲门癌的内镜检查可以发现贲门部充血、水肿、黏膜溃烂,贲门部狭窄僵硬,贲门部不规则隆起或凹陷等表现,进行病理学检查可以确诊。

二、鉴别诊断

（一）胃底静脉曲张

胃底静脉曲张病变常较广泛,仰卧位胃泡充盈相上显示胃泡缺损的边缘呈锯齿状、网状,俯卧位胃泡双对比相上可见直径 110～210cm 的多发结节样改变。与贲门癌呈现的单个多叶状肿块不同,胃底静脉曲张者大多也有食管下段静脉曲张,而贲门癌时食管下段多同时受侵,显示充盈缺损、管壁僵硬、黏膜破坏等恶性 X 线征象。胃底静脉曲张引起的软组织块影仅有黏膜增粗扭曲移位,无破坏,食管吞钡后常见到纵形的食管黏膜纹伸入贲门内,甚至延续到缺损影表面而不中断,这一 X 线征象是贲门癌所没有的。

（二）贲门失弛症

贲门癌食管下段受侵时显示管壁僵硬、不规则充盈缺损、黏膜破坏等恶性 X 线征象;而贲门失弛症是食管下端自上而下逐渐狭窄似鸟嘴样,狭窄段边缘光滑,管壁柔软,狭窄程度较高时,食管内钡剂不易经贲门进入胃内,狭窄段以上食管扩张,重度扩张的食管内可有食物潴留,食管蠕动消失或仅能见到第三收缩波。

（三）食管裂孔疝

膈上疝囊是诊断食管裂孔疝的直接证据,不可复性食管裂孔疝胸透或平片上可见膈上心影重叠处的空气疝囊影,可复性食管裂孔疝立位疝囊消失。

三、治疗

1.手术治疗

手术治疗是公认的首选方法。适用于已确诊、除外淋巴结及腹腔器官转移、一般情况尚好、无重大心肺或其他器官严重合并症者。

2.内镜治疗

对病灶局限于食管黏膜层和黏膜下层、无淋巴结和远处器官转移的早期癌或重度不典型增生,肿瘤直径<1cm,病变局限且边界清晰者,可行内镜下黏膜切除术和内镜黏膜下剥离术。对贲门癌晚期已发生转移伴其他器官疾病或受全身情况

等限制无法手术者,行内镜下扩张治疗改善梗阻是一种有效的姑息性治疗手段,适用于各种类型的食管狭窄。对伴严重狭窄、食管-气管瘘不能手术者,内镜下放置金属支架可显著缓解症状,提高生活质量。

3.放射治疗

中晚期或不适合手术患者,可用铱-192 腔内近距离放疗。贲门肿瘤对射线不敏感,传统外放疗效果不理想。但随着计算机技术的发展,出现了近距离后装治疗机,可在计算机技术控制下,通过导管把放射源直接送到病变局部,使病变局部接受较大剂量照射,造成瘤细胞坏死,迅速缓解进食梗阻症状又不伤及周围正常组织。

第四章 纵隔疾病

第一节 纵隔感染

纵隔感染是由于不同因素导致的急性和慢性炎症性病变过程,急性纵隔感染往往由细菌感染引起,而慢性纵隔感染则常常由真菌、组织胞浆菌、结核分枝杆菌等所致,造成肉芽肿和纤维组织增生。

一、急性细菌性纵隔炎

常见的致病菌是葡萄球菌,其他包括革兰阴性肠杆菌。常见的原因是纵隔内脏器破裂和经胸骨路径的切口感染,以食管穿孔以及吻合口瘘最为常见;其次是颈部感染经气管前间隙、咽周间隙、椎前间隙向下蔓延造成的急性下行性坏死性纵隔炎;胸内感染性病变偶尔也可以直接播散达纵隔内。

(一)诊断

(1)有纵隔内脏器破裂或颈部等部位的感染史。

(2)高热、寒战、胸痛、呼吸急促或呼吸困难,部分患者可出现休克。

(3)颈部皮下气肿及皮下捻发音,皮下气肿迅速向全身弥散。

(4)白细胞有不同程度增多。

(5)X线检查可见纵隔增宽、纵隔及皮下气肿,有食管破裂者造影时可见造影剂外溢。

(6)CT检查可见纵隔积液、积气。

(二)治疗

(1)积极对症治疗,保持呼吸道通畅,必要时气管切开。

(2)早期食管破裂可积极行食管破裂修补术。

(3)及时放置引流,保证引流充分、通畅。

(4)选用敏感抗生素治疗。

二、肉芽肿型纵隔炎

各种类型的纵隔慢性淋巴结肉芽肿,大多由组织胞浆菌和结核分枝杆菌引起。

(一)诊断

(1)可有胸痛、咳嗽、低热、乏力、体重下降等症状。

(2)X 线检查可见纵隔增宽,最常见的为右侧气管旁肿块,可有钙化。

(3)CT 可见纵隔内肿块。

(二)治疗

(1)治疗原发病,积极寻找发病原因,结核杆菌引起者应积极行抗结核治疗。

(2)有严重压迫症状者可行手术治疗解除压迫。

(3)病灶累及纵隔内脏器时,可手术治疗,缓解其引起的器质性合并症,如出血、胸膜瘘等。

三、纤维化性纵隔炎

由纵隔慢性炎症过程导致致密纤维组织在纵隔内大量沉积造成,纵隔内结构被压迫、包绕。多由真菌引起,常见的为组织胞浆菌,也可为肉芽肿型纵隔炎的晚期表现。

(一)诊断

(1)纵隔内脏器受压表现,如上腔静脉综合征,气管受压可出现呼吸困难等。

(2)X 线可见纵隔弥漫性增宽,曲度消失,可有钙化。

(3)CT 可显示脏器受压、变形情况。

(4)部分患者组织胞浆菌补体结合试验阳性。

(二)治疗

(1)组织胞浆菌补体结合试验阳性者,可用抗真菌治疗。

(2)必要时手术解除压迫症状。

第二节　纵隔肿瘤

一、胸内甲状腺肿

位于纵隔内的甲状腺肿、甲状腺瘤和囊肿通称为胸内甲状腺肿。绝大多数为颈部甲状腺增大延续至纵隔,称为胸内甲状腺肿。胸内异位甲状腺或迷走甲状腺较少见。

正常甲状腺周围没有坚硬的结构,甲状腺肿物由于重力的作用易向纵隔生长,或者是胚胎时期在纵隔内遗留的甲状腺组织发展而来。

(一)诊断

(1)主要为肿瘤的压迫症状和肿瘤特有症状。压迫气管可出现胸闷、喘鸣、刺激性咳嗽、呼吸困难、胸背疼痛或胸骨后疼痛;压迫食管可有吞咽不畅;压迫无名静脉或上腔静脉引起颈静脉怒张、颜面肿胀等表现。如果合并甲状腺功能亢进(简称甲亢),可出现心悸、出汗、兴奋、易激动等。

(2)透视下可见肿物随吞咽上下移动。

(3)X线平片可见前上纵隔椭圆形肿块影,位于锁骨上下,多向一侧突出。气管受压可发生移位。

(4)胸部CT可见胸骨后、气管前间隙内圆形或类圆形软组织块影,与颈部甲状腺相延续,极少数可位于气管后方。其内多见钙化影。异位甲状腺则与颈部甲状腺不连续。

(5)核素显像(^{131}I、^{99m}Tc)可用来鉴别肿物是否为甲状腺组织。磁共振成像(MRI)可帮助了解肿物与大血管的关系。

(二)治疗

(1)一经确诊应行手术治疗。

(2)有甲亢症状者,术前应给予药物治疗。

(3)手术禁忌证:气管受压严重狭窄,无法行气管内插管;全身情况差,不能耐受全麻。

(4)手术要点:多采用颈部领形切口,其创伤小,恢复快。因胸内甲状腺的血管多来源于颈部,所以多数胸内甲状腺可以通过颈部切口切除。如遇下列情况需加做纵向劈开胸骨上部切口:①坠入胸内的甲状腺部分血供来自胸内;②巨大胸内甲状腺肿无法从胸廓入口提出;③复发后再次手术因手术瘢痕操作困难;④怀疑胸内甲状腺癌;⑤伴有上腔静脉综合征或显著气管压迫、喘鸣等。

(5)术后处理:常规备气管切开包;注意伤口引流情况,必要时敞开切口;术后注意有无手足搐搦、甲状旁腺功能不足的表现,以及甲状腺素水平是否低下。

二、胸腺肿瘤

最常见的胸腺肿瘤为胸腺瘤,约占胸腺肿瘤的95%,其他较少见的胸腺肿瘤有胸腺癌和胸腺囊肿等。

（一）诊断

（1）多无症状，多在查体时发现。

（2）当肿瘤长到一定体积时，压迫周围器官可出现胸痛、胸闷、咳嗽及上腔静脉综合征等。

（3）剧烈胸痛、短期内症状迅速加重、严重刺激性咳嗽、胸腔积液所致呼吸困难、心包积液引起心悸气短，周身关节骨骼疼痛，均提示恶性胸腺瘤或胸腺癌的可能。

（4）约40％的胸腺瘤患者可有各种伴随症状，最常见的是重症肌无力，其次是单纯红细胞再生障碍、免疫球蛋白缺乏、系统性红斑狼疮或伴发其他器官的肿瘤。

（5）诊断主要依靠影像学检查，其中X线检查可见一侧纵隔增宽或突向一侧胸腔的前纵隔肿物影。CT尤其是增强CT，可了解肿物的大小、形状、部位，以及和周围组织、器官、血管的关系。

（二）治疗

（1）胸腺瘤首选手术切除。

（2）胸腺瘤和重症肌无力的发病有相关性，切除胸腺瘤后肌无力症状可以减轻。伴有重症肌无力的胸腺瘤，术前需使用抗胆碱酯酶药物。

（3）手术禁忌证：临床证实肿瘤无法切除或出现远处转移；全身情况差，不能耐受全麻；重症肌无力症状控制不满意，手术风险巨大。

（4）突向双侧胸腔、瘤体较大者多采用胸骨正中切口摘除肿瘤。根据瘤体部位和性质以及有无合并症等，也可采取前外侧剖胸切口或在胸腔镜下切除胸腺肿瘤。

（5）恶性胸腺瘤术后放疗可缓解症状、延长寿命。

（6）术后处理：术前合并重症肌无力的患者，术后继续药物治疗，谨防肌无力危象和胆碱能危象。

三、畸胎类肿瘤

纵隔畸胎瘤是胚胎时期部分鳃裂组织随着膈肌下降进入纵隔，随着身体发育增殖发展而成。畸胎类肿瘤包括畸胎瘤（含三种胚层成分）和畸胎囊肿（一种或两种胚层成分）。大多为良性，少数实性畸胎瘤可发生恶变。

（一）诊断

（1）畸胎瘤常见于20～40岁的成年人，多数位于前纵隔，少数位于后纵隔。

（2）多数无自觉症状，无症状的畸胎瘤可达34％～62％。体检阳性体征很少。

（3）临床症状主要是肿瘤压迫邻近脏器所致，可引起咳嗽、胸痛、呼吸困难等症状。典型和特征性的表现是咳出毛发和油脂样物,提示畸胎瘤已破入支气管。破入胸腔可引起剧烈疼痛。若破入心包,可引起心脏压塞。

(4)X线表现为前纵隔团块影,密度多不均匀,典型的可见到油脂、钙化、骨化和(或)牙齿。CT可准确地显示病变的范围,并能根据不同的密度分辨出肿瘤内的脂肪、肌肉及其他类型组织。

(二)治疗

(1)一经确诊应尽早手术切除,避免合并症的发生。

(2)畸胎瘤合并感染应进行一段时期的抗感染治疗,但不宜拖延过久,不必等体温完全恢复正常。

(3)手术方式可采用开胸术,合适情况下可考虑胸腔镜下切除肿瘤。

(4)巨大畸胎瘤切除时,在切除受损组织的同时,应避免损伤大血管,并尽可能保留肺组织。

四、心包囊肿

心包囊肿是胚胎发育过程中,部分腔隙未能完全融合而形成的。囊肿的外面结构为纤维性囊壁,其内含清亮的液体。常位于前心膈角处,表现为圆形或椭圆形肿物,右侧多见,可有蒂与心包相连。

(一)诊断

(1)大多数心包囊肿患者无临床症状,多在查体时发现。

(2)多出现于青春期和成年人。

(3)部分患者可有呼吸道症状,巨大囊肿产生压迫时,可出现胸闷、气短的症状。

(4)X线片表现为边缘光滑的椭圆形或圆形肿块,形状可随体位而变化。CT表现为心膈角、心缘旁、主动脉与心脏交界处的圆形、椭圆形囊性肿物,边缘清楚,密度均匀,CT值0~10Hu,囊壁薄呈均匀细线影,偶有钙化。

(二)治疗

(1)心包囊肿一经确诊,应手术治疗,切除囊肿。

(2)手术方式:可采用开胸手术或胸腔镜切除术。

(3)手术要点:术中尽量完整切除囊肿。

五、神经源性肿瘤

神经源性肿瘤是最常见的纵隔肿瘤之一,是产生于胸腔内周围神经、交感神经和副神经的神经成分来源的肿瘤,每个纵隔神经源性肿瘤都有一种与其神经嵴有关的胚胎来源,组织学上根据肿瘤结构中主要成分所占的比例,将纵隔神经源性肿瘤分成神经鞘肿瘤、交感神经肿瘤和副神经节细胞肿瘤 3 个亚型。

位于后纵隔的神经源性肿瘤多数为良性肿瘤,而发生在前纵隔的多数为恶性肿瘤。

(一)诊断

(1)大多数患者无临床症状,多在查体时发现。

(2)大的肿瘤可出现呼吸道症状或食管受压症状,少数患者可有神经系统症状,如脊髓受压、声音嘶哑、霍纳征、肋间神经痛或臂丛神经痛。需强调的是,有神经系统症状并不意味着肿瘤是恶性。

(3)恶性肿瘤发展速度快、预后差,临床症状多无特异性。

(4)X 线胸片可发现位于后纵隔的圆形或椭圆形肿物影,其密度均匀,边缘清晰,部分肿瘤影内可以发现局灶性钙化或囊性变。受累的骨质可显示骨被破坏征象。

(5)CT 能显示肿瘤大小、部位以及与周围组织的关系。

(6)MRI 能从三维方向显示肿瘤与周围脏器的关系,对通过肋间隙或椎间孔呈哑铃形神经鞘瘤的诊断有特殊的价值。

(二)治疗

(1)一经诊断,首选手术切除。

(2)切除肿瘤力求彻底,应注意切除椎间孔内的肿瘤组织。

(3)良性肿瘤完整切除后预后较好。

(4)恶性肿瘤切除不彻底者,应注意术后加做放疗。

六、纵隔支气管囊肿

支气管囊肿是一种少见的纵隔病变,是胚胎时期气管、支气管树异常分化形成的。常见于气管旁、气管隆突下、食管旁。

(一)诊断

(1)临床症状可轻可重,无症状患者多为意外发现。较大的囊肿可出现呼吸道或消化道压迫症状,也可引起上腔静脉梗阻、肺动脉狭窄等症状。

(2)X 线检查:较小的支气管囊肿因被纵隔结构掩盖不易发现,较大的囊肿在后前位胸片上表现为自纵隔突出的半圆形或椭圆形阴影,密度均匀一致,界限清晰,偶有液平。

(3)CT 显示为球形阴影,密度视囊内容物而变化,本身无强化,但是囊壁可有增强或钙化,与支气管交通时囊肿内可出现气液平面。

(二)治疗

(1)一经诊断均应手术治疗,合并感染时术前应予抗感染治疗。

(2)争取完整切除囊肿。若囊肿不能完整摘除,残余囊壁用碘酊涂抹以破坏上皮的分泌功能。

(3)术中仔细分离粘连,防止损伤周围组织。

(4)合适的囊肿可在胸腔镜下切除。

七、食管囊肿

正常情况下,胚胎前肠壁空泡最终闭合形成食管的管腔,若某单一空泡与食管壁分离并持续存在,即为食管囊肿。常为单房,圆形或椭圆形,表面有肌纤维,内覆食管黏膜上皮,囊内有清亮的棕色或绿色黏液。

(一)诊断

(1)临床表现与囊肿的大小和部位有关,症状多无特异性。囊肿较大时可引起呼吸道受压症状和(或)吞咽障碍。

(2)X 线或 CT 表现与支气管囊肿几乎一样,唯一不同的是其囊壁很少出现钙化。

(3)上消化道造影可见食管壁有光滑的圆形或弧形充盈缺损,一侧黏膜纹理消失,对侧黏膜形态正常,可见钡剂分流征。

(4)超声胃镜检查提示壁外肿物。

(二)治疗

(1)一经诊断应手术切除,如囊肿与气管、支气管、食管或主动脉紧密相连,完整切除有困难,手术剥除囊壁内衬的黏膜上皮而保留囊壁外层,同样可达到治疗目的。

(2)术前最好放置胃管,巨大囊肿或有合并症时,术中应注意避免损伤食管。

八、纵隔淋巴源性肿瘤

纵隔淋巴源性肿瘤常常是全身系统的淋巴瘤累及纵隔所致,也就是继发性淋巴瘤,仅 5%～10%纵隔淋巴瘤为原发性。原发性纵隔淋巴源性肿瘤是以纵隔肿块为原发表现而无全身淋巴结肿大的病变。

（一）诊断

（1）纵隔淋巴瘤主要出现在成年人，男性多于女性。前纵隔多见。

（2）临床表现：局部症状如胸痛、胸闷、咳嗽，全身症状如乏力、低热、盗汗等。肿块压迫上腔静脉可致上腔静脉梗阻的表现。有的患者可无症状。

（3）X线平片上一般可发现位于前上纵隔的肿物影，可以呈圆形、椭圆形或分叶状，肿块向两侧胸膜腔突出。

（4）CT能清楚地显示肿块的大小、部位、范围以及周围邻近脏器受侵的程度。同时还可显示有无胸腔积液和心包积液。

（5）MRI能更好地显示肿物与血管的关系。

（6）纵隔淋巴源性肿瘤的确诊主要依靠活检。经皮针吸穿刺活检，由于获取的组织较少，往往较难获得明确的诊断。必要时可采用纵隔镜或胸腔镜淋巴结活检。

（二）治疗

（1）纵隔淋巴瘤对于化疗和放疗很敏感，故化疗和放疗是基本的治疗方法。

（2）由于淋巴瘤常侵犯周围重要脏器，且大多数情况下完整切除纵隔淋巴瘤较困难，所以纵隔淋巴瘤不适宜积极的外科处理。

（3）对孤立的单发淋巴瘤可考虑手术切除，完整切除肿瘤后加放疗、化疗可有效提高存活率。

九、纵隔淋巴管肿瘤

淋巴管肿瘤是一种少见的淋巴管源性良性病变，它不是真正意义上的肿瘤，一般认为它是先天性发育异常，以淋巴管增生为主要特征。囊性淋巴管瘤是最常见的淋巴管肿瘤。

（一）诊断

（1）纵隔淋巴管肿瘤临床上常无症状，查体时也多无阳性发现，肿瘤较大压迫周围组织及脏器时，可引起前胸不适、胸闷、咳嗽等症状。

（2）X线表现为纵隔内圆形或椭圆形有分叶阴影，可突向一侧，也可向左右两侧膨出，其界限清楚，密度均匀，很少有钙化。

（3）CT扫描显示淋巴管肿瘤表现为单房或多房性、密度均一的囊性占位病变，边界清楚、锐利、壁薄。典型的纵隔淋巴管肿瘤为水样密度。

（4）大多数纵隔淋巴管肿瘤位于前上纵隔，有时可由颈部向下延伸到纵隔，位于后纵隔较少见。

（二）治疗

（1）一经诊断首选手术治疗。

（2）囊内注射硬化剂效果不理想；放射治疗不仅不能使肿物缩小，还有促发恶变的可能。

（3）术中若不能完整切除肿瘤，应尽可能多地切除肿瘤囊壁，并缝扎囊壁创面，以免复发。

十、纵隔血管瘤

良性血管瘤是一种血管系统肿瘤，起源于血管内皮细胞，普遍认为它是先天性发育畸形所致。纵隔血管瘤少见，多数位于前纵隔。大部分纵隔内血管瘤是良性血管瘤，主要为海绵状血管瘤或毛细血管型血管瘤。约 30% 纵隔血管瘤为恶性，包括血管内皮瘤和血管肉瘤。

（一）诊断

（1）75% 的患者年龄在 35 岁以下，发病高峰在 10 岁以内。

（2）多无症状，大部分为查体时发现纵隔阴影。出现症状多为肿瘤压迫或侵犯周围脏器或组织所致。

（3）X 线胸片显示肿瘤为圆形或分叶状肿块，多位于前上纵隔。发现病灶内存在静脉石具有诊断价值，这一特征性表现出现在约 10% 的纵隔血管瘤患者。

（4）CT 可以清楚显示肿瘤与周围脏器的关系，能更清晰地显示静脉石的存在。增强 CT 还可看出肿瘤与周围血管有相同的强化。

（5）恶性血管瘤界限不清，可呈现出向周边侵蚀性生长的特点。

（二）治疗

（1）一经诊断应手术切除。

（2）对于肿瘤呈侵袭性生长，包绕重要血管或脏器，活检病理检查无恶性发现，且患者无临床症状，则不必强行手术切除。

（3）对于不能完整切除的血管瘤，也应尽可能多地切除肿瘤，电灼和严密缝合残余囊壁，以防复发。

（4）对于血管瘤，不推荐放疗。

第三节　原发性手汗症

　　原发性手汗症是一种交感神经异常兴奋引起的手掌汗腺分泌亢进的状态。手汗症患者往往表现为气候、季节以及外界温度、情感变化、剧烈活动时出现手掌等部位的大量出汗。具有突然性和间断性的特点，多数患者夏季症状较重，冬季相对较轻。出汗部位以手掌、足底、腋窝最为常见。手汗症由轻到重分为三级：轻度，手掌潮湿；中度，手掌出汗时湿透一只手帕；重度，手掌出汗时呈滴珠状。

一、诊断

　　(1)体格检查通常仅能发现手掌、脚底及腋下异常出汗的表现以及继发性皮肤病变的阳性体征。

　　(2)无明显诱因肉眼可见汗腺分泌亢进持续 6 个月以上，并符合以下条件中的两项者即可诊断：①双侧出汗部位对称；②1 周至少发作 1 次；③发病年龄小于 25 岁；④有阳性家族史；⑤睡眠时无多汗，如果伴有发热、夜汗、体重减轻应排除存在继发性多汗的可能。

二、治疗

1.非手术治疗

抗胆碱能药物有短暂疗效。

2.手术治疗

胸交感神经链切断是可以彻底治疗原发性手汗症的重要方法。

　　(1)手术适应证：已明确诊断的中、重度原发性手汗症患者。

　　(2)手术禁忌证：继发性多汗、严重心动过缓、胸膜粘连、胸膜肥厚和既往胸腔手术史患者。

　　(3)手术并发症：①术后并发症，包括出血、心搏骤停、气胸、皮下气肿、肺不张或肺炎、术后一过性手掌多汗；②远期并发症，包括代偿性多汗、味觉性出汗、术后复发、霍纳综合征。

第五章 心脏外科疾病

第一节 动脉导管未闭

一、历史回顾

动脉导管未闭是小儿先天性心脏病常见类型之一，占先天性心脏病发病总数的 10%～15%。胎儿期动脉导管被动开放，是血液循环的重要通道，出生后早期即发生功能性关闭，出生后一年在解剖学上应完全关闭。若动脉导管于出生后持续开放，并产生病理生理改变，即称为动脉导管未闭。虽然早在公元前 181 年，Galen 就报道了动脉导管未闭，但直至 1628 年，Harvey 才详细描述了动脉导管在胎儿循环中所起到的重要作用。1907 年，部分学者开始认识到动脉导管未闭进行早期结扎治疗的必要性，从而避免其引起心内膜炎、心脏功能衰竭等不良心血管并发症。1938 年，Gross 成功完成了第一例动脉导管结扎术，从而展开了外科治疗动脉导管未闭的新篇章。

二、胚胎发育及病理生理

在胎儿期，右心承担了大约 65% 的心输出量，而只有 5%～10% 的血液进入肺部（胎儿期由于无通气状态，肺血管阻力较高），其余则经动脉导管由主肺动脉进入降主动脉，从而确保了全身的灌注，如果动脉导管提前闭合，将导致严重的胎儿发育异常。胎儿血液中胎盘产生的高含量 PGE_2 及 PGI_2 也确保了动脉导管的开放。胎儿出生后，随着肺部氧合的开始，血压中血氧饱和度迅速上升，抑制动脉导管内皮钾通道的开放，从而促使钙离子内流导致动脉导管收缩，同时随着肺功能的发育，血液中的 PGE_2 和 PCI_2 开始被降解。出生 24～48h 之后，肺动脉导管发生功能性关闭，在未来的 2～3 周里，动脉导管内壁的内膜开始增生及纤维化，并关闭，最终演变成动脉韧带。

动脉导管未闭的病理生理基础是其产生左向右分流，而其分流量则取决于动脉导管内的血流阻力(由导管大小、形态,导管壁的弹性等因素决定),以及主动脉及肺动脉压力差(心输出量和体/肺循环阻力决定)。血液分流导致肺动/静脉血管及左心的容量负荷增加,同时也导致肺顺应性降低,继而增加呼吸做功。同样,分流也将导致左心房及左心室舒张末压力升高,最后导致左心室代偿性肥厚。而对于肺部血管而言,肺毛细血管网长期暴露于高压及高流量环境下,将导致血管内皮中层平滑肌细胞增生,内膜纤维化,最终将导致血管腔变窄,导致血管网阻力增加,虽然该过程的具体机制尚不清楚,目前已经证实内皮细胞的损害、血小板激活、血管生长因子的分泌均在该过程中起到至关重要的作用。而当肺血管网阻力高于体循环血管阻力时,由经动脉导管未闭的血液分流方向将发生改变(由左向右变为右向左),即艾森门格综合征。

三、外科解剖、诊断与评估

在左位主动脉弓患者,动脉导管通常发自左肺动脉近端,与主动脉弓平行走行,并最终进入左锁骨下动脉起始部远端的降主动脉,左迷走神经主干从颈根部的左锁骨下动脉和左颈总动脉间沟进入胸腔,跨过主动脉弓和动脉导管继续向下走行,喉返神经环绕动脉导管并返回,向上进入颈部。动脉导管可发育成不同的大小及形态,通常情况下,动脉导管肺动脉开口处较窄,降主动脉开口较宽大。

动脉导管未闭患者临床表现多样,从完全无任何临床症状至心力衰竭及艾森门格综合征。多数患者就诊时往往仅表现出典型的心脏杂音,或者体检时行超声心动图检查偶然发现。尽管在婴幼儿时期,机体代偿机制可以使动脉导管未闭无任何临床表现,但随着年龄的增长,便会出现心力衰竭、肺动脉高压等引起的发绀、心房纤颤等。增粗的肺动脉甚至可能压迫喉返神经,引起声音嘶哑等症状。同样,对于此类患者,也较常人更易罹患感染性心内膜炎。

动脉导管未闭的诊断主要依赖影像学技术,但传统的体格检查仍是常规疾病筛查的有效手段。

1.体格检查

动脉导管未闭患者,心脏查体可发现心前区隆起,心尖搏动强,心浊音界向左下扩大。胸骨左缘第2~第3肋间连续性机器样杂音,心尖区舒张期杂音,肺动脉瓣区第二心音亢进。偏外侧有响亮的连续性杂音,可向左上颈背部传导,伴有收缩期或连续性细震颤。出现肺动脉高压后,可能仅听到收缩期杂音。可出现周围血管征:股动脉枪击音,水冲脉,毛细血管搏动征。

2.超声心动图

超声心动图是确诊动脉导管未闭最有效的方法,也可以帮助对动脉导管的解剖、分类进行有效的评价,评价心室功能,估算分流量的大小,估测肺动脉压力,同时也可以帮助诊断其他心内合并畸形。

3.心脏 CT 及 MRI 检查

相比超声心动图,CT 及 MRI 能够更为清晰地显示动脉导管的解剖形态及其与邻近组织结构的关系,同时如果合并其他大血管疾病(如主动脉缩窄和主动脉弓发育异常),CT 及 MRI 同样能够清晰显示。除此之外,CT 还能够评价动脉导管钙化情况,从而帮助外科手术方案的制订与风险评估。

4.心导管造影

诊断性心导管造影能够完善地评估动脉导管未闭导致的心脏及血管血流动力学改变,对于成年人或怀疑有肺动脉高压的儿童,心导管评价肺血管阻力情况(静息状态下及肺血管扩张试验后)尤为重要,同样在导管室,采用球囊临时阻断动脉导管后测量血流动力学参数的改变,也能帮助直观评价行动脉导管介入治疗的可行性。采用造影检查的方式,可帮助评价动脉导管未闭的解剖信息,制订有效的治疗方案。而对于多数患者,心导管造影检查后一站式的内科介入封堵治疗,已经成为一种有效的治疗动脉导管未闭的方法。

四、治疗

(一)治疗指征的选择

对于有临床症状的动脉导管未闭的患者(无论是儿童还是成人),都应积极地行手术治疗(内科介入封堵或外科修补),但如果怀疑合并肺动脉压力增高,应行心导管检查评估肺动脉压力及肺血管阻力情况,如果肺血管阻力$>8U/m^2$,则应行进一步的肺活检以明确肺血管发育情况。研究显示,此类患者如果关闭动脉导管分流,将导致肺动脉压力陡然增高,从而导致低心排及右心衰竭等情况。对于较小的无临床症状的动脉导管未闭,其治疗的指征仍然存在争议,但如果出现如心内膜炎症、动脉导管血管瘤等并发症,应积极地采用外科方式进行治疗。

(二)内科治疗

内科主要采取对症治疗的方式,如利尿、强心、控制心脏前负荷等,如出现心律失常,则使用抗心律失常的药物。而对于出现肺动脉高压失去手术机会的患者,可以使用 PGI_2、钙通道阻滞药、内皮素阻断药缓解肺动脉高压。近些年,随着内科介入方法的不断进步,有很大一部分的动脉导管未闭可以采用微创介入封堵的方式进行很好的治疗。该方法通过股动脉或股静脉通路,将封堵器(或弹簧圈等)放入动脉导管内,从而消除分流。目前的临床证据显示,其远期发生残余分流的概率仅约 5%,但仍存在血管损伤、封堵器移位、栓塞等并发症。

(三)外科手术治疗

虽然相比内科介入治疗,传统外科手术的创伤及并发症发生率均较高,但对于一些较大的或者解剖形态特殊,合并心内膜炎的动脉导管未闭,或患儿在新生儿期不易行内科封堵治疗,仍然需要外科手术的方式闭合导管。

(四)手术方式、并发症及预后

经左胸小切口能够很好地暴露动脉管,已成为经典的手术入路;也有学者采用腋下切口进行动脉导管的暴露。随着技术的进步,采用微创腔镜下动脉导管结扎术,也能大大减少对患者的创伤。如果动脉导管内口较大或钙化严重无法进行结扎,则需采用正中接口,于体外循环下缝合动脉导管的内口(或补片缝合)。经典的手术入路需游离动脉导管,应避免用直角钳直接分离导管的后方;导管较粗大时可经降主动脉的后方游离导管。解剖主动脉时,应避免损伤肋间动脉,明确迷走神经及喉返神经的位置,以免损伤。闭合动脉导管时麻醉医师应充分降低血压,以降低导管破裂的风险。结扎方式有直接结扎、金属夹子钳夹、血管钳阻断后直接缝合。在此过程中,应尽量避免损伤大血管结构,避免肺动脉狭窄及肺部损伤。有研究显示,外科动脉导管结扎/修补术后,发生残余反流的比例<5%。手术死亡率一般在 2%以内(平均约 0.5%),术后主要并发症包括出血、气胸、感染等,但发生率均较低。动脉导管未闭的远期预后十分良好。

第二节　主动脉缩窄

一、病因、病理

主动脉缩窄是一种比较常见的缺陷,占所有先天性心脏缺陷的 6%~8%。可单独出现,也可合并其他各种病变,最常见的是主动脉瓣二叶畸形和室间隔缺损(VSD)。主动脉缩窄容易被漏诊,往往要等到患者出现充血性心力衰竭(CHF)、高血压等症状,才得到诊断。1760 年,Morgagni 在尸检时发现并描写了此畸形。

(一)流行病学资料

1.发病率

主动脉缩窄是常见的缺陷,在先天性心脏病患者中占 6%~8%。然而,在 1 岁以内出现症状的婴儿中,主动脉缩窄所占的比例更高。亚洲国家的主动脉缩窄发生率<2%。虽然一些学者认为,主动脉缩窄在亚洲人中不太常见。主动脉缩窄没有明确的种族差异,男女发病比例约2∶1,但在罕见的腹主动脉缩窄中,主要是女性受累。腹主动脉缩窄与胸主动脉缩窄的比率是大约1∶1 000。

2.病因学

主动脉缩窄的确切机制不明确。最常被引用的假设一个是血流动力学异常,另一个是导管组织异位。

血流动力学异常理论认为,导管前的异常血流和(或)动脉导管与主动脉间的异常角度,增加了动脉导管内右向左的血流,减少峡部的血流,导致主动脉缩窄可能性增大,而出生后动脉导管自发关闭最终引起主动脉梗阻。如果先天性心脏畸形患儿在胎儿期有主动脉前向血流减少,出生后主动脉缩窄的发病率会明显增高;而如果是右心梗阻畸形,则患儿不会发生主动脉缩窄。这一现象支持血流动力学理论。

导管组织异常扩展进入主动脉(异位导管组织),可能产生缩窄隔膜,随导管关闭,形成主动脉缩窄。但这种理论不能解释各种不同程度的峡部缩窄以及主动脉弓发育不良伴主动脉缩窄。

3.自然病史

一般情况下,主动脉缩窄患者会早期出现 CHF,或稍后出现高血压症状。资料显示,主动脉缩窄常常在 1 岁以内漏诊。一项研究中,转诊到儿科心脏病专家的患儿中位数年龄为 5 岁。在小儿心脏关爱联盟从 1985～1993 年报道的 2 192 例患者中,婴儿 1 337 例,儿童 824 例,成人 31 例。

既往的尸检研究表明,主动脉缩窄如不进行外科手术矫治,在 50 岁时,有 90% 死亡,平均年龄为 35 岁。主动脉缩窄死亡率通常取决于患者的年龄、体重和合并的心血管畸形类型。可能导致死亡或严重并发症的情况,包括高血压、颅内出血、主动脉破裂或主动脉夹层、心内膜炎和充血性心力衰竭。

(二)解剖学特征

主动脉缩窄是指一段狭窄的主动脉,其局部的中层组织内翻、内膜组织变厚。局部缩窄可能形成一个偏心开口的板状结构,也可能是一个中央或偏心开口的膜状结构。主动脉缩窄通常较局限,但也可能是一长段。

既往,根据主动脉缩窄段在动脉导管的近端还是远端,主动脉缩窄分为小儿型或成人型。然而,仔细的解剖表明,所有的主动脉缩窄都累及动脉导管近端和远端。

典型的主动脉缩窄位于左锁骨下动脉开口远端、动脉导管位置的胸主动脉上。极罕见的情况下,缩窄段可位于胸主动脉下段,甚至低至腹主动脉。在这种情况下,缩窄段可很长,呈梭形或不规则管道;许多人认为,这种缩窄是由炎症或自身免疫引起的,可能是多发性大动脉炎的变种。

主动脉缩窄段远端的降主动脉通常有扩张,称为窄后扩张。在胸主动脉缩窄患者中,左锁骨下动脉开口与动脉导管之间的主动脉峡部,会出现不同程度的发育不良;在有症状的婴儿(包括新生儿),峡部发育不良可能很严重;而在儿童和成人主动脉缩窄,主动脉峡部可能只有轻度缩小。在有症状的新生儿和婴儿中,横向的主动脉弓(右无名动脉开口和左锁骨下动脉开口之间)也可能有发育不良。可见到侧支血管连接上半身动脉和主动脉缩窄段远端的血管,这些侧支血管可能在出生后几个星期到几个月就形成了。

最常见的合并畸形包括动脉导管未闭、室间隔缺损、主动脉瓣狭窄。婴儿越早出现症状,就越有可能合并重大的畸形。主动脉瓣二瓣化畸形可见于近 2/3 的婴儿主动脉缩窄,而在儿童期出现症状的患者,只有 30% 合并这种畸形。

二尖瓣异常比主动脉瓣异常少见,但也是可能的合并畸形。有时,主动脉缩窄只是更复杂的发绀型的心脏畸形的一部分,如大动脉转位、陶-宾综合征、左室双入口、三尖瓣闭锁和左心发育不良综合征。

在严重的右室流出道梗阻,如法洛四联症和肺动脉闭锁伴室间隔完整患者,主动脉缩窄极为罕见。一些主动脉缩窄患者可能有脑动脉瘤,在以后生活中重度高血压更易引起脑血管意外。主动脉缩窄是特纳综合征最常见的心脏缺陷。

(三)病理生理

主动脉缩窄明显增加了左心室的后负荷,结果导致左室壁应力增加和代偿性心室肥厚。

新生儿重症主动脉缩窄的动脉导管关闭时,后负荷急剧增加,这些患儿可能会迅速发生充血性心力衰竭和休克。动脉导管的快速收缩,造成突发的严重主动脉梗阻,应该是最可能的解释。随着导管(主动脉端)收缩,左心室后负荷迅速增加,结果增加了左心室压力(收缩压和舒张压)。这将导致左心房压力升高,使卵圆孔开放,引起左向右分流和右心房、右心室的扩大。如果没有卵圆孔开放,肺静脉压力和肺动脉压力增加,也会引起右心室扩大。

严重主动脉梗阻快速进展的间接征象,包括胸片提示心影增大,心电图和超声心动图提示右心室肥大。

在主动脉缩窄不严重的儿童,左心室后负荷逐渐增加,并生成部分绕过主动脉缩窄段的侧支血管。如果未检测到高血压或其他并发症,这些儿童可能没有症状。

高血压发生的机制还不完全清楚,可能和机械梗阻性因素和肾素-血管紧张素介导的体液机制有关。

机械梗阻理论认为,只有保持较高的血压,才能维持通过缩窄段和侧支血管的血流量。心脏的每搏输出量,进入有限的主动脉腔内,致使主动脉缩窄近端产生较高压力。然而,这种理论不能解释以下现象:血压升高的程度与梗阻的严重程度不相关;缩窄段远端的外周血管阻力增加;缩窄解除后,血压并不是马上下降,或是根本不下降。

体液理论认为,继发于肾血流量减少的肾素-血管紧张素系统激活,可解释大部分的临床特点。但是,在早期研究中,无论是动物模型还是人类受试者,测定的血浆肾素活性都没有显示血浆肾素水平持续升高。近期的研究表明,患者的肾素-血管紧张素-醛固酮系统存在异常。此外,中央交感神经系统的激活也可能引起主动脉缩窄患者高血压。

合并的畸形也极大地影响了病理生理学。合并室间隔缺损的机会很大,主动脉缩窄加重了左向右的心内分流。如果存在其他不同程度的左心梗阻(主动脉瓣狭窄、主动脉瓣下狭窄),会加重左心室的后负荷。

充血性心力衰竭的神经体液变化很大。交感神经系统激活,导致心率增快和血压(BP)升高。而主动脉缩窄使下半身血压下降、肾血流灌注减少,充血性心力衰竭患者的肾素-血管紧张素系统被激活。肾素-血管紧张素系统激活会导致血管收缩、细胞肥大和醛固酮的释放。充血性心力衰竭患者中,肾素-血管紧张素系统的作用以及通过药物来调节此系统,是研究的热点领域。与大多数的充血性心力衰竭不同,由于存在缩窄段前和缩窄段后不同的血流动力学,主动脉缩窄的病情更复杂。

通常用来治疗充血性心力衰竭的药物,如血管紧张素转换酶(ACE)抑制药和血管紧张素Ⅱ受体拮抗药,对主动脉缩窄患者可能产生不利影响。如果试图用这些药物来使缩窄段前的血压达到正常,可能会导致下半身灌注不足并造成肾衰竭。

心脏衰竭时血管加压素也增加,主要是由血管紧张素Ⅱ刺激释放的。血管加压素影响游离水的排出,并可能会导致低钠血症。在主动脉缩窄患者中,加压素的血管收缩性可能会进一步提高血压。

充血性心力衰竭还可能激活人脑钠尿肽(BNP)、内皮素及其他物质,但这些物质在主动脉缩窄中的具体作用还不清楚。

主动脉缩窄的另一个原因,是主动脉夹层动脉瘤导致的狭窄。主动脉真腔变窄,可以导致下肢动脉搏动减弱,与主动脉缩窄的临床状况相似。这种情况需要紧急干预。

二、诊断

(一)症状

主动脉缩窄的症状因人而异,但常分为两类:一类是早期出现症状,合并充血性心力衰竭的患者;另一类是较晚出现症状,多合并高血压的患者。

1.早期症状

合并的心脏畸形、主动脉弓畸形、动脉导管的开放口径及闭合速度、肺血管阻力的情况,都影响症状出现的早晚及严重程度。婴儿可能在出生的头几个星期,就出现喂养困难、呼吸急促、嗜睡,并恶化到明显的充血性心力衰竭和休克。这些患儿可能在出院前情况还好,可一旦动脉导管闭合,病情会迅速加重。如果合并有大的心脏畸形,例如存在室间隔缺损(VSD),会加速病情的变化。

2.晚期症状

在新生儿期之后,患儿的症状往往是高血压或心脏杂音。由于存在动脉侧支血管,这些患儿往往不会有明显的充血性心力衰竭。在处理其他问题,如创伤或常见疾病评估时,发现有高血压,进一步检查后,才作出主动脉缩窄诊断。其他症状包括头痛、胸痛、疲劳,甚至危及生命的颅内出血。虽然有些患儿出现下肢疼痛或无力,但真正的跛行很少见。除了偶然发现的高血压,很多患儿没有症状。通常情况下,主动脉缩窄不是由初诊医师发现的。常规触诊股动脉搏动和测量血压,可避免延误诊断。

(二)体征

同症状一样,体征也分成 2 组:早期的心力衰竭体征和晚期的高血压体征。

1.早期体征

新生儿可有呼吸急促、心动过速和呼吸困难,甚至可能会因休克而奄奄一息。诊断要点包括上下肢血压差异、下肢动脉搏动减弱或消失。患儿迷走右锁骨下动脉如起源于主动脉缩窄段远端,则右侧上下肢压差可能不存在,但颈动脉的搏动会比下肢强很多。

当血流从未闭的动脉导管由右向左分流到身体下部时,则可能发生差异性发绀(粉红色上肢与青紫的下肢)。虽然肉眼往往很难分辨,但导管前和导管后的经皮血氧饱和度监测会记录到差异性发绀。当心内有大量的左向右分流时(如VSD),肺动脉血氧饱和度可接近主动脉饱和度,因而上肢和下肢血氧饱和度监测的结果差别可能不会很明显。但合并大动脉转位、动脉导管未闭和肺动脉高压,存在左向右导管分流时,可能会出现反常的差异性发绀,即青紫色上肢与粉红色下肢。

低心输出量和左室功能不全的患者,脉搏搏动弱,血压差异也很小。因此,除了主动脉缩窄,对围生期循环功能不全的鉴别诊断包括左心室(LV)流出道梗阻,如主动脉瓣及瓣下狭窄、主动脉瓣上狭窄,以及重度二尖瓣狭窄或关闭不全。

主动脉缩窄的杂音可能没有特异性,但通常是位于左锁骨下区和左肩胛骨下的收缩期杂音。如合并室间隔缺损或主动脉瓣狭窄,也可听到相关的心脏杂音。喷射性喀喇音往往提示二叶主动脉瓣,而奔马律则提示有心室功能不全。

2.晚期体征

较大的婴儿和儿童可能因高血压或杂音而转院诊治。很容易将婴儿或儿童高血压归因于兴奋不安,因此,测量并比较四肢血压是重要的。如果左锁骨下动脉起源于主动脉缩窄段远端,左臂的血压会低于右臂。同样,迷走右锁骨下动脉(开口低于主动脉缩窄段的水平)可能会造成右上肢血压低或右腕脉搏弱。仔细的上肢与下肢脉搏触诊可帮助确认可疑的主动脉缩窄。

在较大的儿童、青少年和成年人,可同时触诊股动脉和肱动脉的脉搏,来诊断主动脉缩窄。双上肢和单下肢的血压需要测定,上肢和下肢存在超过20mmHg的压力差可被视为主动脉缩窄的证据。

左锁骨下区和左肩胛骨下可有收缩期杂音,但如存在多个侧支或严重主动脉缩窄时,可听到连续性杂音。二叶主动脉瓣可听到喷射性喀喇音,主动脉瓣狭窄或关闭不全时可有相应的杂音。同样,也可能听到二尖瓣狭窄或左心室流出道梗阻的杂音。左心室肥厚顺应性差时,可能会出现奔马律。

其他体征包括视网膜的异常血管和胸骨上窝的明显搏动。严重的主动脉瓣狭窄患者,可在胸骨上窝扪及震颤。腹主动脉缩窄的情况很少,可在腹部听到血管杂音。

(三)实验室检查

(1)新生休克患儿的实验室检查包括以下内容:脓毒症检查包括血液、尿液及脑脊液(CSF)培养;测试电解质水平、尿素氮、肌酐和葡萄糖浓度;动脉血气分析和血清乳酸水平。

(2)年长患儿因高血压就诊的实验室检查包括尿液分析,测试电解质水平、尿素氮、肌酐和葡萄糖浓度。

(四)辅助检查

1.胸部 X 线平片检查

婴儿出现充血性心力衰竭时,胸部 X 线平片可显示心脏扩大、肺水肿。成人主动脉缩窄的胸部 X 线平片可有不同程度的心脏增大。食管钡餐检查时可显示食管呈倒立"3"标志,也可能在正位片上发现主动脉缩窄段上下呈一个"3"字征。侧支动脉压迫、侵蚀肋骨骨质可显示"虫蚀样切迹"。

2.超声心动图检查

超声心动图可清楚显示心腔内解剖结构,了解心腔内的合并畸形。胸骨上窝的二维超声心动图切面,可评估主动脉弓、峡部和主动脉缩窄的严重程度。多普勒超声心动图可用于测量主动脉缩窄处的压力阶差。

3.心电图检查

在婴儿(包括新生儿)中,心电图可能有右心室肥厚的表现。随着年龄增长,心电图结果可能正常,也可能出现左心室肥厚或左心室缺血、劳累的迹象。有时,左心室肥厚可表现为 V_5 和 V_6 导联上 S 波增高,即后底壁左心室肥厚。

4.CT 及磁共振检查

主动脉 CT 及磁共振血管成像,可以清晰显示狭窄部位、长度及与主动脉分支血管的关系,判断是否存在弓发育不良或动脉瘤,为目前最有效的无创检查方法。如果之前手术使用了银夹或支架,则复查需要使用超高速 CT。

5.心导管检查

可明确缩窄部位及其与左锁骨下动脉的关系,动脉导管的情况和侧支循环的状态及范围。此项有创性检查目前已逐渐被主动脉 CT 及磁共振血管成像取代。

6.其他检查

在新生儿患者中,分别测定动脉导管前、后的经皮血氧饱和度,可明确有没有动脉导管水平的右向左分流。

(五)鉴别诊断

主要依靠病史和体征,结合超声心动图、心导管和心血管造影和其他实验室检查,对其他有相似症状的疾病进行鉴别,包括肾上腺功能不全、主动脉瓣狭窄、扩张性心肌病、肥厚性心肌病、先天性肾上腺增生症、心内膜弹力纤维增生症、高血压、左室发育不良综合征、病毒性心肌炎、败血症、休克等。

三、治疗

1944 年,瑞典的 Crafoord 和 Nylin 实施主动脉缩窄手术,进行缩窄段切除端端吻合成功。此后,各种改良术式相继问世。如今,主动脉缩窄已是一种可作出明确诊断与治疗效果良好的疾病。

(一)干预指征

严重高血压或充血性心力衰竭(CHF)是进行干预的指征。可选择外科手术,或采用导管介入技术(球囊血管成形术和支架),来解除主动脉梗阻。有症状的婴儿,病情稳定后,应该进行紧急手术。无症状婴儿、儿童、青少年和成年人,应择期手术。如果没有高血压和心力衰竭症状,儿童建议在2～5岁时择期进行外科或介入治疗。有证据表明,患儿过了5岁,再进行介入或手术治疗,远期会有残存的高血压。

(二)药物治疗

1.早期出现症状的主动脉缩窄药物治疗

充血性心力衰竭(CHF)患者治疗包括利尿药和正性肌力药物的使用。前列腺素 E_1[0.05～0.15mg/(kg·min)]经静脉注入,维持动脉导管开放。如果出现呼吸困难,需要用呼吸机辅助呼吸。如果出现左室功能不全,尤其是低血压,可输注正性肌力药物(多巴胺、多巴酚丁胺、肾上腺素)。插导尿管来评估肾灌注和尿量。动脉血气分析监测酸中毒情况。在新生儿患者,可放置脐动脉导管,评估前列腺素的应用是否改善了下半身血流量。通过上述干预措施,病情可稳定,为外科手术或导管介入创造条件。

2.晚期出现症状的主动脉缩窄药物治疗

主要是高血压的治疗。

术前高血压用β受体阻滞药可得到有效治疗。治疗目的是降低上肢高血压,但要注意,激进用药使上肢血压达到正常,可能会导致下半身灌注不足。手术前使用β受体阻滞药可减少术后高血压的严重程度,但要明确的是,尽早解除主动脉缩窄比降压药物治疗高血压效果好。

术后高血压可用短效血管舒张药物,如硝普钠、静脉用β受体阻滞药(如艾司洛尔)治疗。如果不存在残余梗阻,长期降压治疗可继续使用β受体阻滞药,还可添加 ACE 抑制药或血管紧张素Ⅱ受体拮抗药(血管紧张素Ⅱ受体拮抗药的儿童用量还不明确)。

关于β受体阻滞药的使用,目前已有相关的指南。最近一项研究显示,β受体阻滞药在儿童 CHF 的作用不明确。

(三)多种外科术式的应用与改良

自 Crafoord、Nylin 和 Gross、Hufnagel 在 20 世纪 40 年代初期进行主动脉缩

窄矫治手术以来,外科治疗已成为主动脉缩窄治疗的首选方法。各种外科手术技术已经被用来治疗患者主动脉缩窄,如狭窄段切除术和端端吻合术、主动脉补片成形术、左锁骨下动脉垂片成形术以及用管道搭桥术。这些技术可联合应用或改良,以适应个体的需要。

例如,可将左锁骨下动脉横断,做成反向左颈总动脉的血管补片,来扩大发育不良的主动脉弓。此外,还可以将降主动脉切成斜口,上提到主动脉弓底,进行扩大的端端吻合,来治疗主动脉弓发育不良。要根据患者的年龄、体重、合并畸形和主动脉弓的解剖情况,来确定采用哪种方法。一般采用左后外侧切口进行主动脉缩窄矫治;但对于复杂的主动脉弓部病变,可采用胸骨正中切口。

对 1 337 例婴儿期主动脉缩窄手术的回顾,结果如下:左锁骨下动脉血管补片扩大 763 例(57.1%);缩窄段切除+端端吻合术 406 例(30.4%);人工补片扩大 133 例(9.9%);此外,有 20 例患者采用血管连接或血管旁路手术。在这组报道中,出生后 1 周内手术的新生儿死亡风险最高,而接受手术的 279 例 3 个月至 1 岁的婴儿,只有 8 例死亡。小婴儿的死亡率也较高,尤其是体重少于 3kg 的婴儿和合并心脏畸形的婴儿。如果合并室间隔缺损(VSD),死亡率将从 0.9% 增加至6.8%;而合并复杂畸形,如单心室或大动脉转位,则死亡率可增加到 16.6%。如果动脉导管不能维持开放而患儿出现尿少和酸中毒,则需要急诊手术。

外科手术的并发症包括:严重的再狭窄(婴儿中 6%～33%,儿童中 0%～18%);动脉瘤的形成,特别是在人工材料补片成形术中;截瘫;矛盾性高血压;锁骨动脉血管补片术可引起坏疽、上肢缩短和缺血。

(四)球囊血管成形术

尽管大多数学者认为外科手术是治疗主动脉缩窄的首选,也有一些医生考虑在外科干预前,先进行球囊血管成形术来治疗一些类型的主动脉缩窄。有一些学者报道了球囊血管成形术的经验。然而,治疗主动脉缩窄球囊血管成形术的使用存在争议。

球囊血管成形术尚处于探索阶段。球囊血管成形术后,截瘫、矛盾性高血压等并发症很罕见,即使出现,也很轻微,不会造成严重后果。但球囊血管成形术后可发生主动脉瘤,还可能出现股动脉闭塞。

(五)主动脉支架植入术

球囊血管成形术可以打开狭窄的血管,但由于血管壁弹性回缩,球囊导管撤出后,血管腔可能回复到扩张前的大小。血管内支架植入术可以阻止球囊扩张术后的血管回缩和血管损伤。Dotter 在 20 世纪 60 年代后期,提出血管支架这一概念,但直到 20 世纪 80 年代初，才出现了气囊扩张支架和自膨支架的设计和应用。最初，支架用于治疗周围动脉疾病与冠状动脉狭窄病变，之后扩大到其他血管狭窄病变，包括主动脉缩窄。

相对于单纯球囊扩张，支架植入具有以下优点：可扩大长段管状的主动脉缩窄、发育不良的峡部，以及远端的主动脉弓；即使出现内膜撕裂，还是可以用支架来扩大缩窄段的主动脉直径；支架能够减少再狭窄的发生率；支架使撕裂的内膜与中层组织贴合，防止出现血管夹层；主动脉壁得到支架和内膜的支持，可防止发生动脉瘤。

由于支架没有生长能力，并且支架植入需要较大的鞘，目前支架应用仅限于青少年和成年患者。以下是使用支架的适应证：长段的主动脉缩窄；缩窄累及峡部或主动脉弓；主动脉再缩窄，或之前外科或球囊治疗术后出现动脉瘤。

（六）不同治疗方式的比较

Forbes 等发表的多中心研究报道中，比较了 350 例患者采用外科手术、球囊血管成形术和支架植入术 3 种方法来治疗先天性的主动脉缩窄，发现 3 组患者在术后近期和随访中都有改善。然而，支架组的并发症更少（与外科手术和球囊血管成形术的患者相比）、住院时间更短（与外科患者相比），并且在随访中缩窄段的压差更低（与球囊血管成形术患者相比），但有较高的"计划再干预"率（与外科手术和球囊血管成形术患者相比）。

但是上述研究中，3 组患者分配比例失衡（217 例支架植入术患者，61 例球囊血管成形术患者，72 例外科手术患者），患者随访数量少（仅 35.7%，而这些患者中有影像资料评估的又不到 75%），组间存在显著的年龄和体重差异（$P < 0.001$），而且这是一个非随机对照研究。因此作者认为应非常谨慎地解释这些结果。

与其讨论哪种处理更好，更审慎的做法是根据患者的年龄和缩窄段及周围组织的病理解剖来决定治疗方式。对新生儿和 1 岁以内婴儿主动脉缩窄，大多数心脏病专家首选外科手术。1 岁以上的儿童如有广泛性的主动脉缩窄，适合球囊扩张术。如果主动脉缩窄段很长，年幼的儿童要选择外科治疗，而青少年和成人则更适合支架植入术。

四、治疗结果与前景展望

主动脉缩窄是一种终身疾病，可能在手术成功多年之后，其并发症才逐渐显现。

（一）再缩窄

再缩窄与患者手术时的大小、年龄以及是否合并主动脉弓和峡部发育不良有关。主动脉壁上的动脉导管组织可收缩引起再狭窄，吻合口瘢痕形成也可能引起再狭窄。一些外科医生认为，吻合口前壁采用间断缝合可使主动脉继续生长，从而降低再狭窄的风险。有时，手术吻合口是畅通的，但主动脉弓部和（或）峡部未能像其余部位一样相应生长，也会出现血流梗阻。这种梗阻一般会在初次手术多年后才出现。

（二）主动脉瘤

主动脉缩窄没有矫治也可能发生主动脉瘤。此外，心内膜炎可以导致主动脉弓动脉瘤（霉菌性动脉瘤），通常发生在狭窄段的远端。

用补片来矫治主动脉缩窄，主动脉瘤的发病率较高（通常发生在补片的对侧），在术中切除了缩窄隔膜组织的患者发生率更高。主动脉瘤患者可完全无症状。主动脉瘤压迫喉返神经会引起声音嘶哑。与普通胸片相比，MRI 在确定动脉瘤的大小和范围时很有价值。

（三）高血压

即使主动脉缩窄得到成功矫治，高血压可能持续存在，这通常与术前高血压的持续时间和严重程度有关。可能由肾素—血管紧张素系统与交感神经的作用变化引起。与其他形式的难治性高血压一样，患者存在早期动脉粥样硬化、左室功能不全和脑动脉瘤破裂的风险。

（四）脑动脉瘤

约 10% 的主动脉缩窄患者可发生脑动脉瘤，动脉瘤可以是多发的。动脉瘤会随年龄而增大，破裂的风险增加。难治性高血压促进动脉瘤的生长，并增加破裂的风险。有些患者在动脉瘤破裂之前，可能会有头痛、畏光、虚弱或其他症状，但大多数患者在动脉瘤破裂前，没有任何症状。脑动脉瘤破裂出血的死亡率较高，只有及时治疗动脉瘤和主动脉缩窄才能减少此类事件。

（五）瘫痪

虽然罕见，但如果脊髓前动脉的血液供应受阻会造成脊髓缺血，引起截瘫。动脉侧支血管少、主动脉阻断时间过长、术中肋间动脉损伤等因素，都会增加瘫痪的风险。

如果动脉侧支供应完全，瘫痪不容易发生，因此评估手术前的侧支动脉血流非常重要。防止脊髓缺血的方法包括低温、使用体外循环，或建立旁路血流（Gott 分流）＋主动脉部分钳夹。

(六)心肌病

婴儿严重主动脉缩窄,尤其存在不同程度的左心流出道梗阻,如主动脉瓣或瓣下狭窄,往往会有心肌病。有些患者会出现心内膜弹力纤维增生性改变,导致慢性扩张性心肌病,需要药物治疗甚至心脏移植。也可能会出现肥厚型心肌病的变化,患者出现心内膜缺血、心律失常,或因心脏舒张功能不全出现充血性心力衰竭。

(七)乳糜胸

手术时广泛游离可能会损伤胸导管,导致乳糜胸。术后患者进食时可确认是否并发乳糜胸。持续性乳糜胸腔积液,可能需要长期的胸管引流。有些患者通过饮食限制中链甘油三酯、脂肪,或通过全肠外营养,得到有效治疗。而顽固性乳糜胸患者可能需要进行胸膜固定术或胸导管结扎术。

(八)缩窄切开后综合征

肠系膜上动脉恢复搏动性血流,可能会导致肠系膜上动脉炎,其中动脉变得肿胀,并可能会破裂。作为血流量自动调节的一部分,小动脉血管发生反射性收缩,从而导致缺血。临床表现可从轻度腹部不适到急腹症:严重腹胀、呕吐、肠梗阻、肠壁出血或穿孔。此综合征可能与主动脉缩窄矫治术后早期肠道喂养有关。因此,通常在手术 48h 后再开始缓慢肠道进食,持续鼻胃管减压,直到患者耐受正常进食。重度缩窄切开综合征患者,可能需要剖腹探查治疗肠坏死或肠穿孔。严密监测和控制术后血压,可降低缩窄切开综合征的风险。

(九)主动脉瓣狭窄、主动脉瓣下隔膜狭窄和二尖瓣狭窄

这些问题可能在随访期间发生。如果问题严重,则需要通过导管介入或外科手术治疗。

第三节　房间隔缺损

房间隔缺损(ASD)是最常见的先天性心脏病之一,在先天性心脏病中位于第5位,占总发病率的17.7%。约每 13 500 名小于 14 岁的儿童中占 1 例。女性多见,女性与男性之比约为 1.6:1。房间隔缺损的形成是由于原始心房间隔在发生、吸收和融合时出现异常,左右心房之间仍残留未闭的房间孔。房间隔缺损可单独存在,也可与其他心血管畸形合并存在。

一、病因

房间隔缺损的确切病因还不十分清楚。研究表明,遗传性疾病、孕妇在妊娠 3 个月内患风疹或服用药物反应等,均可能导致房间隔缺损。

二、病理及分类

在胚胎发育的第 4 周末,原始心腔开始分隔为 4 个房室腔。心房间隔自后上壁中线开始,向心内膜垫生长,下缘呈新月形,与心内膜垫融合后形成原始房间隔。如在发育过程中受某种因素影响,原始房间隔在与心内膜垫融合前停止生长,即成为原发孔缺损。在原始房间隔与心内膜垫融合前,其上部逐渐吸收,构成两侧心房新的通道,称为继孔。同时,在原始房间隔右侧出现继发房间隔,向下腔静脉入口生长,与原始房间隔上缘接触形成卵圆窝,如果继发房间隔发育障碍或原始房间隔吸收过多,则上、下边缘不能接触,遗留的缺口称为继发孔缺损。房间隔缺损致使左、右心房间隔留存通道,于心房水平发生左向右血液分流。最基本的血流动力学改变是心房水平的左向右分流,早期因肺循环能容纳大量血液,可以维持正常的肺动脉压。但长期大量的左向右分流,肺小动脉产生内膜增生和中层肥厚,形成肺动脉高压。如果仍未及时矫治缺损,肺动脉高压不断加重,最后发展为艾森门格综合征。

临床上根据房间隔缺损在右心房的部位不同,将其分为 4 型。

1.卵圆窝型缺损或称中央型缺损

最常见,占总数的 5% 以上。卵圆窝型缺损与原发孔缺损的重要区别是,前者位于冠状窦口后上方,而后者则位于前下方。

2.低位缺损或称下腔型缺损

仅占 10%,其下缘即为下腔静脉口,伴有较大的下腔静脉瓣;手术中易将此瓣误作缺损下缘缝合,导致下腔静脉血液直接回流入左心房。

3.高位缺损或称上腔型缺损、静脉窦型缺损

约占 4%,其上缘为上腔静脉开口,下缘为房间隔,几乎均伴有右上肺静脉异位引流,并使上腔静脉血液同时回流入左、右心房。

4.混合型缺损

缺损巨大,兼有上述两种类型的特点,临床上较为少见。

三、诊断依据

(一)临床表现

1.病史、症状

早期无症状,或仅易患呼吸道感染。之后可有活动后心悸气短、易疲劳、咳嗽等症状。疾病晚期可出现活动后晕厥、右心衰竭、咯血、发绀。

2.体征

胸骨左缘第 2、第 3 肋间可闻及Ⅱ～Ⅲ级吹风样收缩期杂音,无震颤。肺动脉瓣区第二心音亢进,伴固定分裂。

(二)特殊检查

1.X 线检查

肺血流增多,右心房室增大,肺动脉段突出,主动脉结缩小。大量分流者透视下见"肺门舞蹈"征。

2.心电图检查

电轴右偏,P 波高。大部分伴有不完全性右束支传导阻滞。

3.超声心动图检查

可查出房间隔回声中断的征象,并可确定缺损的类型。

4.心导管检查

了解心腔各部压力和肺血管阻力,部分病例心导管可通过缺损进入左心房和肺静脉。

四、鉴别诊断

对临床不十分典型的病例常需与以下疾病鉴别。

1.部分型心内膜垫缺损

心前区可闻及二尖瓣反流的收缩期杂音,有心电轴左偏,PR 间期延长和 QVF 主波向下的心电图改变,以及超声心动图示原发孔处房间隔回声脱失,常伴有二尖瓣前叶中间裂隙。

2.肺静脉异位引流

部分型肺静脉异位引流常合并房间隔缺损,临床症状较重,因左向右分流量较大,容易合并肺动脉高压。右心导管检查时,心导管从右心房进入右肺上或下静脉。

五、治疗

小缺损在出生后 1 年内有可能自行闭合,1 岁以后自行闭合的可能性很小。房间隔缺损可通过手术完全矫正,手术适宜年龄随缺损大小而异,手术年龄以 5 岁左右最为理想,但缺损大的幼儿期即有充血性心力衰竭者不应受年龄限制,及早手术,避免引起肺动脉高压和心内膜炎。病情进入晚期,肺动脉高压和阻力重度增高,甚至造成右向左分流,则属手术禁忌证。

手术方法已取得比较一致的意见,主张在体外循环下直视修补缺损,以获得充裕的时间和良好的显露,使修补更为精细、完全。心外探查注意是否合并左上腔静脉和部分型肺静脉畸形引流。切开右心房后检查冠状静脉窦开口位置,并通过缺损检查二尖瓣及 4 个肺静脉开口,排除原发孔房间隔缺损、三房心和肺静脉畸形引流等畸形。

缺损小,左心房发育好,可直接缝合;缺损大则应补片修补。对下腔型缺损,应看清下腔静脉心房入口,以避免误将下腔静脉缝至左心房。对上腔型缺损或伴有右上肺静脉异位引流者,直接缝合缺损常会造成肺静脉入口处狭窄,故宜用补片修补。冠状静脉窦至三尖瓣之间的 Koch 三角区为传导系统所在部位,不宜用吸引器刺激或用器械钳夹。缝合缺损左缘应避免进针过远,以防损伤或牵拉传导束。

六、疗效及预后

手术死亡率为 1%左右。幼儿期接受手术的患儿其寿命与常人相同,青少年期接受手术者接近正常人群,而在老年接受手术治疗的患者寿命短于正常老人,但长于未接受手术的房间隔缺损老年患者。

第四节　室间隔缺损

一、历史回顾

室间隔缺损是最常见的先天性心脏病,约占先天性心脏病总量的 50%,其中20%是单纯的室间隔缺损。近些年来,随着影像学诊断水平的提高,室间隔缺损的诊出率已经有了很大的提升[新生儿(1.56～53.2)/1 000]。室间隔的解剖结构较为复杂,其发育于胚胎期第4～第5周,各部分如果发育不全或互相融合不良,则导致相应部位的室间隔缺损。早在 1879 年和 1897 年,Roger 和 Eisenmenger 就分别报道了心脏室间隔缺损及其终末期肺血管阻塞性改变的病例,1932 年,Abbott 详细地描述了室间隔缺损的临床表现及其与病理解剖的关系,接下来的研究也陆续阐述了室间隔缺损的病理生理及血流动力学变化的过程。Dammann 于 1952 年报道了采用肺动脉束带的方式姑息性治疗室间隔缺损的方法,1954 年 Lillehei 完成了第一例人体并行循环支持下的心内直视的室间隔缺损修补术,1956 年随着体外循环技术诞生,Kirlin 完成了第一例体外循环下室间隔缺损修补术,由此展开了治疗该类疾病的新篇章。近些年来,随着外科技术及围术期管理、体外循环技术的不断进步,以及内科经导管微创介入治疗的发展,室间隔缺损治疗的成功率以及其远期预后均得到了显著提升。

二、解剖命名及病理生理

目前常用的 Soto 标准将室间隔分为膜部及肌部两个大类。膜部室间隔(由非肌性纤维组织构成)是一个相对较小的区域,其位于肌部室间隔流入及流出道上缘及三尖瓣及主动脉瓣之间的膜性区域,三尖瓣半环将这一区域分为房间隔部及室间隔部。肌部室间隔范围较广(除了膜部室间隔以外的其他区域),其实是个非平面结构,可分为流入道部、肌小梁部以及漏斗部室间隔。室间隔缺损的分类对于其治疗方式至关重要,其取决于所处的室间隔解剖位置,一般学者习惯将室间隔分为膜周部缺损,肌小梁部(肌部)缺损,流入道室间隔缺损(合并于心内膜垫缺损,又名房室间隔缺损),以及漏斗部室间隔缺损(可进一步分为脊内型及脊上型,或称为双动脉干下缺损)。

室间隔缺损病理生理基础是其产生左向右分流,分流量取决于缺损的大小、左、右心室压力阶差及肺血管阻力。婴幼儿出生早期由于左、右心室压力近乎相同,室间隔缺损分流量较小,所以早期可以无任何症状,但随着双心室压力差的变化,患儿将逐渐出现症状。如不合并右心室流出道梗阻或肺动脉高压,室间隔缺损将导致左向右分流,继而导致肺动脉、左心房及左心室容量负荷增加。随着室间隔缺损病程进展,肺小动脉管壁内膜增厚、管腔变小、阻力增大,引起器质性肺动脉高压,最后导致不可逆的右向左分流,出现艾森门格综合征。部分较小的室间隔缺损如肌部、膜周部缺损在成长过程中可以自行愈合,但较大的缺损及一些特殊类型缺损如主动脉瓣下缺损,其发生自行愈合的概率极低。由于分流所导致的流体力学作用,主动脉瓣下缺损可以导致进行性的主动脉瓣膜脱垂,部分膜周部缺损分流对三尖瓣的冲刷也可以直接导致三尖瓣关闭不全,对于这些类型的室间隔缺损,应该采取更为积极的外科治疗策略。

三、临床表现、诊断及评估

室间隔缺损直径较小、分流量较少的患者,一般无明显症状,多在体检时发现心脏杂音(全收缩期杂音),或超声检查发现室间隔缺损。缺损大、分流量多的患者,症状出现较早,表现为活动后心累气急,活动受限,生长发育迟缓。直径较大的室间隔缺损,肺淤血和心力衰竭发展较快,并可反复发生肺部感染,重者在婴幼儿期,甚至新生儿期可死于肺炎或心力衰竭。一旦发生肺动脉高压及右向左分流,便可出现发绀,此时已至病变晚期。目前,对于室间隔缺损的诊断方式主要依赖临床影像学手段,但传统的体格检查、胸片及心电图仍是有效的早期筛查及评估方式。

1.体格检查

分流量小,除胸骨左缘第3~第4肋间闻及Ⅱ~Ⅲ级或Ⅲ级以上粗糙的全收缩期杂音外,无其他明显体征。缺损大、分流量大的患者,左前胸明显隆起,杂音最响部位可触及收缩期震颤。肺动脉高压患者,心前区杂音变得柔和、短促,而肺动脉瓣区第二心音明显。

2.心电图检查

在一定程度上,心电图改变可以反映心内分流的程度。分流较小的室间隔缺损患者心电图一般正常,中至大量分流的室间隔缺损患者心电图常有左心室高电压和左心室肥厚。合并中等肺动脉高压的患者心电图可表现为双侧心室肥厚。严重肺动脉高压,则有时肥大或伴劳损。

3.超声心动图检查

经胸及食管超声心动图均能够评价室间隔缺损的种类、大小、分流的方向,以及心脏房室大小及功能情况,同时还能明确显示主动脉瓣膜及三尖瓣病变反流,并通过多普勒测定三尖瓣反流速度,也能估算肺动脉收缩压指标。

对于室间隔缺损而言,诊断及评估肺部血管发育、阻力、双心室功能(尤其是右心室功能)尤为重要,完成这些评估需要更为复杂的一些手段。

4.心导管造影

虽然随着越来越多无创检查方法的问世,心导管检查已经不再作为单纯的诊断手段,但对已怀疑出现肺动脉高压的患儿,其仍作为评价肺循环/体循环血流比(Qp/Qs)、肺血管阻力以及各心腔内压力及血流动力学参数的金标准。同样,内科经导管介入治疗也很大程度地依赖经心导管造影。

5.磁共振成像(MRI)

磁共振成像是一种较新的影像学手段,其主要的优势就是提供清晰而全面的心脏图像,清晰地显示室间隔缺损的位置,尤其是肌部室间隔缺损的位置,并全面地评估其他合并心脏畸形及各心室功能(尤其是右心室功能)的改变。

四、治疗

一般来说,婴幼儿时期对于有症状的室间隔缺损应当进行积极治疗,一些分流量较小(Qp/Qs<1.5)且没有临床症状的室间隔缺损可以不进行积极干预,但需保持定期随访观察,而对于出现并发症,如瓣膜反流、心功能不全等,合并感染性心内

膜炎等情况,应该采取积极的内科和外科治疗方式。对于不同类型的室间隔缺损其治疗方案也有所不同,近年来,随着内科和外科技术的飞速发展以及围术期管理理念的进步,对不同类型的缺损采用更为个体化的治疗方案已经成为治疗该类疾病的一种趋势。

(一)室间隔缺损介入治疗

内科经导管介入封堵是一种微创的治疗室间隔缺损的方式,其可以避免体外循环及外科切口的损伤,已被运用于治疗部分膜周部以及肌部室间隔缺损。由于采用封堵器对室间隔进行封闭,所以需要室间隔缺损具有较小的直径、良好的边界及较好的解剖位置,从而便于导管通路的建立(并不适合较大及某些特殊类型的室间隔缺损,如干下型及心尖肌部缺损的治疗)。但内科介入封堵也有其特有的并发症,除了残余分流,封堵器移位脱落,导致瓣膜反流等并发症之外,大规模研究已经证实对于膜周部缺损封堵,远期严重的三度传导阻滞的发生率高达 $3\%\sim5\%$ 。

(二)室间隔缺损外科治疗,并发症及预后

室间隔解剖相对复杂,对于不同类型的室间隔缺损其手术方案的制订也不尽相同。目前外科治疗仍是治疗室间隔缺损的主要方法,传统的外科手术方法是胸骨正中切口体外循环下行室间隔缺损修补术。近年来,经右胸切口胸腔镜辅助微创手术、机器人辅助室间隔修补手术及经胸微创室间隔封堵术,已经在国内的一些心血管中心开展,这些技术提供了新的微创治疗方法,取得了较好的效果,其适用范围、近期并发症及远期疗效有待进一步临床研究。

行膜周部室间隔缺损外科手术时,由于此类缺损靠近传导通路,准确地了解此区域的外科解剖有助于在手术中避免损伤传导组织。房室结通常位于 Koch 三角的顶端,Koch 三角的边界为三尖瓣隔瓣瓣环、Todaro 腱膜以及作为基底部的冠状静脉窦。几乎所有的膜周部位缺损都适合采用经心房入路,心脏停搏后于心房做一纵行或斜行切口,牵开切口边缘,从而暴露三尖瓣及 Koch 三角。外科暴露膜周部室间隔缺损的方式有两种:①采用 5-0 缝线牵拉三尖瓣瓣下腱索;②游离三尖瓣隔瓣改善暴露。较小的缺损可采用直接缝合的方式,对于较大的缺损应使用补片进行修补,可使用 5-0 双头半圆针,沿室间隔缺损肌肉肌缘 12 点钟位置开始缝合,并按照顺时针或逆时针方向完成缝合,缝合过程中应避免损伤主动脉瓣膜(室间隔缺损 9～11 点钟方向)及传导束(室间隔缺损 3～6 点钟方向),连续缝合至传导束区域后应浅缝靠近缺损边缘发白的心内膜组织,或者在离开缺损下缘 3～5mm 外放置缝线。如果室间隔缺损的肌肉缘非常脆弱或室间隔缺损暴露不佳,则需要采用单针加垫的多个间断缝合来代替连续缝合的技术。

对于漏斗部室间隔缺损的外科修补术,由于其位置较高,通常采用经肺动脉及右心室切口作为外科入路,如果存在严重的主动脉瓣膜关闭不全,在闭合室间隔缺损之前应于主动脉做一切口,进行主动脉瓣成形手术,从而保证心肌停搏液灌注。在关闭缺损时,应尽量避免损伤主动脉及肺动脉瓣膜。对于此类缺损,我国学者创新性地使用经胸封堵技术,在超声引导下置入特殊设计的偏心封堵器,在封堵缺损的同时最大可能地避免了干扰主动脉瓣膜的功能,一些前期的研究也得到了令人鼓舞的结果。

外科治疗肌部室间隔缺损,尤其是对于心尖部及多发肌部缺损极具挑战性。肌性室间隔缺损具有完全的肌肉边缘,可发生在肌肉室间隔的任何位置。因为右心室内有较多排列错综复杂的网状肌小梁结构,外科探查及暴露往往比较困难,术后残余分流的发生较多。为了帮助外科暴露,根据其所处的位置,可经右心室切口进行修补,对于靠近心尖部的室间隔缺损,更可采用左心室心尖部切口进行修补,但是由于行经心室切口出现术后心功能不全的概率较高,此种手术路径并不作为常规术式使用。有学者提出,运用内科微创介入封堵联合外科修补的杂交治疗技术,可以避免为改善暴露切开右心室,有效缩短体外循环辅助时间,提高手术成功率并降低围术期风险。近些年来,国内一些学者采用术中直视下封堵;也有在经食管超声引导下经胸封堵技术,在不停搏的情况下,通过右心室表面的穿刺点,将封堵器释放在室间隔缺损处,早期经验显示,外科封堵技术对婴幼儿无血管通路限制,操作成功率更高,伞盘释放位置更为准确。使用该方法,不仅可以对外科暴露困难的单纯肌部缺损进行有效治疗,还可以结合外科手术对多发肌部缺损进行一站式的外科杂交治疗(外科修补容易显露的缺损/对于心尖部难以显露进行经胸封堵治疗)。

室间隔缺损外科治疗围术期并发症主要取决于患者的年龄,肺血管阻力,缺损的种类,以及是否出现残余分流等。数据显示,目前对于单发的室间隔缺损(不合并肺动脉高压),外科修补术的围术期死亡率仅约 1%(大于 1 岁),对于小于 1 岁的患儿,围术期风险则较高(报道的死亡率约 2.5%,甚至更高)。对于多发肌部室间隔缺损,单纯的外科手术风险同样较高(约 7%),其主要是由于大量分流导致的右心室重构,肺动脉压力升高,为改善暴露行心室切开所导致的心功能不全,以及较高的残余分流发生率等因素所致。近些年来,由于杂交技术的广泛应用,联合不停搏封堵技术及传统外科手术,能够显著降低该类患者的围术期风险,提高手术成功率。室间隔缺损外科修补术具有较好的远期效果,其远期可能的并发症包括三度房室传导阻滞(<1%),残余分流,以及持续性肺动脉压力升高等,但发生概率均较低。

第五节　先天性冠状动脉畸形

先天性冠状动脉畸形是一类发生率不高但值得关注的畸形,其在人群中的发生率为 $0.2\%\sim1.2\%$。先天性冠状动脉畸形可以单独发生,也可以合并有其他复杂先天性心脏畸形。识别并定义这些畸形已成为评估复杂先天性心脏病很重要的一部分。即使不伴有器质性心脏病,冠状动脉畸形在某些临床事件中也同样重要,例如扩张性心肌病、肥厚性心肌病,以及发生于较年长儿童的突发心脏事件。本节主要介绍不伴有其他心脏畸形的冠状动脉畸形。

一、病　因

发育中的心肌细胞最初是从心室腔中的循环血液中直接获取营养。随着心肌增厚及发育,较多小梁的出现使心肌细胞能尽可能地靠近心室腔。接着这些小梁结构发育成窦状系统,继续使心肌细胞及循环血液间的弥散距离最小化。曾经认为这些窦状结构是冠状血管系统的前身,但有证据显示,冠状血管来源于心外膜。

新的理论认为,冠状血管发育起始于前肝细胞形成的前心外膜突起。这些细胞形成了心外膜前体和心外膜细胞,然后迁移到心脏表面。心外膜细胞深入外膜下并形成冠状血管丛。接下来这些心外膜细胞经历了上皮间叶组织的转变,这种转变的机制尚未明确,现认为可能与多种生长因子有关。然后新生的毛细血管和外膜下间质细胞共同形成成熟的血管。现已证明,冠状动脉血管并不是自主动脉窦发出并与冠状血管网吻合,而是心脏表面的小血管互相吻合,并向主动脉生长并最终穿透主动脉。

有关冠状动脉系统发育的实验数据显示,多种生长因子、黏附分子和趋化因子在细胞迁移、转化并最终形成冠状动脉血管的复杂而协调的过程中发挥了作用。先天性冠状动脉畸形的发生提示这些信号通路的异常或调控冠状动脉血管发育的局部因子的改变。

冠状动脉血管发育的信号转导机制仍不完全清楚。目前所知,心外膜-心肌信号通路引导的冠状动脉血管生成是一个非常复杂的过程,其中的每一步都牵涉到多个信号通路,而这些信号通路又在其中起到多种作用。冠状动脉发育的第一个关键步骤需要通过细胞间黏附因子,如 β_4 整合素(integrin)和血管细胞黏附分子-1(VCAM-1)的作用形成一层致密的心外膜。未成熟的心外膜中,自分泌途径通过红细胞生成素和视黄酸刺激心肌细胞的增殖,启动下一步的信号传递——心外膜成纤维细胞生长因子(FGF)的分泌。FGF 作用于心肌层,促进心肌细胞的增殖,并通过与其他生长因子的协作将信号反馈给心外膜。反馈的信号诱导心外膜的上皮-间质细胞转化(EMT)产生心外膜下层间质细胞,这些细胞将发育为血管内皮、成纤维细胞或平滑肌细胞。Shh-VEGF-AngⅡ信号途径对于心血管内皮细胞的产生非常重要,而 PDGF、Wnt/β-catenin 和 TGF-β 在冠状动脉平滑肌的分化中起到重要作用。尽管已经有多个冠状动脉发育所需要的转录因子被鉴定出来,但是从 DNA 结合的转录因子到生长因子结合的受体,这些庞杂信号通路之间究竟如何协作,仍需细致而深入的研究。

虽然这一领域的研究有不少进展,但仍有一些重要问题需要解答:β₄ integrin/VCAM-1 信号通路下游的事件是什么? 这些事件对于冠状动脉血管生成有什么重要意义? 冠状动脉发育时,FGF 信号途径缺失之后是哪些途径起到了代偿作用? 心肌来源的哪条信号通路刺激了 Shh 在心外膜的表达? 哪些信号途径促进心外膜来源的一部分细胞向成纤维细胞分化? 先天性冠状动脉畸形的发生机制目前仍不清楚,但其可能为以下情况导致的结果:胚胎冠状动脉结构残存,冠状动脉发育障碍,萎缩性发育过程障碍,或者冠状动脉的异位连接。但是,这些异常情况的发生与哪些信号通路有关? 不同的发生机制是否受特定的信号通路的调控?

二、诊断策略与选择

先天性冠状动脉畸形的表现形式多样,根据其可能的发生机制,我们可以从以下几个方面来认识冠状动脉畸形:起源异常,走行异常,数目异常,冠状动脉开口通畅性异常和末端异常。

下面以左冠状动脉异常起源于肺动脉为例,介绍冠状动脉畸形的诊断策略和应思考的问题。

左冠状动脉异常起源于肺动脉(ALCAPA),是一种罕见却极具生命威胁的先天性心脏畸形,是导致婴幼儿心肌缺血、心肌梗死的常见病因之一。其发病率极低,在1/30 000~1/300 000,在先天性心脏病中占 0.24%~0.46%。

Agustsson 根据左、右冠状动脉之间侧支建立的程度将本病分为婴儿型及成人型,婴儿型由于冠状动脉间极少有或者没有侧支建立,导致症状早期出现,出现严重的心肌缺血、心脏扩大、乳头肌功能失调而导致二尖瓣反流等,在没有出现临床症状之前迅速死亡。约有 15% 的患者属于成人型,因左、右冠状动脉之间存在丰富的侧支循环而得以生存,80% 以上在平均年龄 35 岁发生猝死。

需要指出的是,ALCAPA 引起的左心室功能不全往往很难与扩张型心肌病区分。因此,凡是怀疑扩张型心肌病的婴儿都必须详尽检查以排除 ALCAPA。因为有少部分 ALCAPA 患儿可生存至婴儿期后,所以对扩张型心肌病的年长儿童和青少年也需要考虑 ALCAPA。

(一)无创检查

1.心电图检查

心电图的变化有助于诊断的确立。通常表现为典型的前侧壁心肌缺血或心肌梗死和电轴左偏,在Ⅰ、aVL、V_4、V_5、V_6 导联可以出现深宽病理性 Q 波,也可以发现异常的 QR 波。且 Q 波的深度大于 3mm,宽度大于 30ms。

2.胸片检查

显示增大的心影,主要表现为增大的左心室和左心房,突出的肺动脉结,存在心力衰竭时也可以出现肺水肿改变。

3.超声心动图检查

可发现增大的左心房、左心室和心功能减退。同时可显示起始部内径增宽的右冠状动脉,多可以从肺动脉侧壁发现异常起源的冠状动脉,利用彩色多普勒可在主肺动脉、右室流出道、室间隔的右缘到三尖瓣瓣环的位置看见由后向前、从心底部向心尖部方向的五彩镶嵌色分流,同时也可以看见自左冠向肺动脉的双期连续性血流。对于二尖瓣反流和室壁瘤也能清楚显示。

4.CT 检查

能更好地显示冠状动脉血管的起源及走行,尽管它使用的药物剂量较大,耗费时间较长,所接受的 X 线辐射量较大,但用它来检查冠状动脉异常起源有一定的优越性。

5.磁共振成像(MRI)

能较好地显示血管起源及走行,但由于其需要检查时间较长、深度镇静等而不适用于年龄过小的患儿。

(二)有创检查

早些年,心导管术广泛用于先天性冠状动脉畸形的检查中。然而,由于在左心室功能低下时行心导管术检查存在一定风险,现在心导管术只用于心脏彩超、CT、MRI 等无创检查方法不能确诊的病例。对于有症状的婴幼儿来说,心导管检查可以发现较低的心输出量和较高的左室舒张末期压力及左房压,有时也可以发现合并有肺动脉高压。同时可以证实存在由左向右分流,有时也可以发现肺动脉血含氧量明显增高。选择性造影可以提供冠状动脉异位起源的位置和侧支循环发育的具体情况。

(三)诊断方法选择中需考虑的问题

对于冠状动脉畸形,任何检查方法的应用,无论有创还是无创,都是为了积极识别冠状动脉的起源、走行、粗细和连接。人们往往考虑更多的是排除某个特定的诊断,例如小婴儿的 ALCAPA 合并严重心功能不全。然而,最为重要的诊断其实不是排除畸形,而是明确冠状动脉起源的准确定位和冠状动脉内血流方向。如果这些诊断无法用无创检查来确立,临床医生就有义务用有创方法来评估心肌灌注的具体细节。

随着心脏超声、CT 及 MRI 的发展,可以很清晰地显示先天性冠状动脉畸形,已逐渐取代心导管或者血管造影检查,成为标准的诊断方法之一。但任何一种检查方法,都有自身特有的优越性和局限性,临床医生应根据患者的具体情况和医院的条件合理选择。

三、ALCAPA 手术方法的演变及各种术式的评价

ALCAPA 患儿出生后第 1 年死亡率高达 90%。即使侧支循环丰富,部分患者可存活至成年,但未经治疗的成人中 80%~90% 在平均年龄 35 岁时发生猝死,死亡原因多为恶性心律失常。因此大多数学者建议一旦发现这种疾病,应尽早手术治疗,以期保护更多的心肌组织。

(一)ALCAPA 手术方法的演变

ALCAPA 外科治疗的目的在于消除肺动脉从左冠状动脉窃血的状况,为左冠状动脉及分支提供足够的血流,避免心肌进一步损伤,改善左室功能,解除心力衰竭和猝死的威胁。为达到这一目的,在早年多采用间接手术方法以改善左心缺血状态。如应用肺动脉环扎术或人造主肺动脉窗术来提高冠状动脉内压力,从而增加冠状动脉血流,提高冠状动脉内血氧饱和度;在心包腔内撒滑石粉以促进心包与心肌粘连,增加左心室侧支循环,来缓解顽固性心绞痛;结扎异常起源的左冠状动脉以中断左冠状动脉内的逆向血流,减少冠状动脉窃血,同时提高冠状动脉内压力。直到 1966 年,Cooley 等第 1 次将大隐静脉移植到异常左冠状动脉,才开创了恢复双冠状动脉系统的生理学纠正的先河。以后又有不同学者分别报道了应用左锁骨下动脉、左颈总动脉或内乳动脉进行旁路移植术的方法。1974 年,Neches 等描述了重新将异常的左冠状动脉连同肺动脉壁移植到主动脉上,即左冠状动脉再植术,这样恢复了双冠状系统的解剖学特征,被认为是解剖学及生理学纠正手术。此后在 1979 年,Takeuchi 等又设计了肺动脉内隧道方法来纠正左冠状动脉起源于肺动脉。近年来,随着大动脉调转术的经验积累,主动脉植入术或延长异常开口的

管道与主动脉连接以及改良植入术和 Sese 手术的开展,主动脉再植术已成为此畸形的首选和常规手术,适用于左冠状动脉异常起源于肺动脉的任何部位和所有病例。

　　从 ALCAPA 外科治疗的发展史中我们可以获得的启示包括:①理解冠状动脉畸形的解剖和病理生理学特点是发展现代冠状动脉畸形外科治疗的前提和基础;②某些重要手术方式的成熟和推广,可以有效带动相关术式的开展和应用,促进相关畸形矫治方案的根本性变革。

(二)各种术式的评价

1.左冠状动脉结扎术

该手术在早期的死亡率较高,有 5%～25%。其手术指征是在左右冠状动脉之间已经建立了丰富的侧支循环且存在较大的左向右分流。大多数大龄的患儿从这一手术中获益,然而,这一手术方式从生理学上来讲保持了单冠系统,术后冠状动脉硬化的风险大大增加,同时也增加了猝死的风险。

2.左锁骨下动脉翻转吻合术

这一术式最早在 1957 年由 Aply 等提出,但直到 1968 年才由 Meyer 等成功施行,此后被称为 Meyer 手术。与其他手术相比,该手术的优势在于避免了因主动脉阻断所致的心肌缺氧性损伤的进一步加重以及对肺动脉行直接的外科操作可能造成的远期狭窄。但对婴儿来说,主要问题是移植血管的阻塞,据报道,其阻塞率可高达 50%。另外,左锁骨下动脉在主动脉发出的部位易于扭曲是造成移植血管远期阻塞的重要因素。目前研究认为采用内乳动脉行冠状动脉吻合术可延长血栓栓塞发生的时间。

3.冠状动脉旁路移植术

1966 年 Cooley 报道用涤纶人造血管行主动脉—冠状动脉搭桥手术治疗左冠状动脉起源于肺动脉。类似于 Meyer 手术,可以在结扎左冠状动脉后,将涤纶血管与左冠状动脉主干或前降支近端做端端吻合,也可以切下左冠状动脉与涤纶血管行端端吻合。此后,血管移植逐渐被生物材料替代,包括自体或同种异体的大隐静脉,或是游离的一段左锁骨下动脉、桡动脉或髂动脉。此方法的缺点是血管桥容易阻塞,特别是人工血管桥和静脉桥。目前,该术式仅用于异常左冠状动脉结扎术后再次需用双冠状动脉系统的重建术或在成人施行内乳动脉的冠状动脉旁路移植术。

4.肺动脉内通道术

此方法由 Takeuchi 于 1979 年首次报道,以后 Arciniegas 采用游离的锁骨下动脉为肺动脉内通道材料。以往这种手术方法被认为最适用于左冠状动脉起源于肺动脉左侧壁或左后壁的患者,因其开口远离主动脉根部,直接吻合易形成张力导致管腔紧张或扭曲造成狭窄。但该手术远期并发症较多,如肺动脉瓣上狭窄、肺动脉内通道瘘及主动脉瓣关闭不全等,近年来已逐渐被冠状动脉再植术所替代。

5.左冠状动脉再植术

这一术式早前被认为适用于左冠状动脉开口于肺动脉右后壁,距离主动脉比较近的患者。对于开口于肺动脉左侧壁者,移植可能较困难。近年随着大动脉调转术的广泛开展,人们从中获得了大量的冠状动脉移植经验,目前认为这一手术方式适用于任何一型左冠状动脉肺动脉起源患者。此术式最符合解剖生理,死亡率低,并发症少,远期通畅率高,目前被普遍采用。

(三)值得思考的问题

1.二尖瓣反流的处理

手术治疗 ALCAPA 时是否同期处理二尖瓣反流(MR)一直存在争议。MR 是由于心肌缺血引起的左心室扩大、二尖瓣环扩大和乳头肌功能障碍而导致的。多数外科医师认为,手术的首要目标是重建冠状动脉血流和挽救心肌,在心功能已经严重受累的情况下,为了处理 MR 而增加心肌缺血时间可能会弊大于利。报道显示,大部分 ALCAPA 患者在重建冠状动脉后,即便是重度的 MR 也能完全逆转。左心室功能往往在术后第一天就开始恢复,一般需要 1 年左右的时间达到完全正常。MR 的改善则慢于心脏大小和心肌收缩力的改变。对于顽固的有症状或明显的 MR,可以在左心室功能改善之后再作处理。但也有学者推荐在重建冠状动脉的同时常规二尖瓣成形,而另外一部分学者则主张只在重度 MR 时才考虑二尖瓣成形术或置换术。解决这些争议,尚需更多病例的分析,特别是远期随访结果的支持。

2.手术危险因素

ALCAPA 主动脉再植的手术死亡率在 0%～23%,远期死亡并不常见。手术的危险因素包括术前左心室功能降低和手术年龄小。不过,对于严重左心衰竭的年幼患儿,早期手术有助于心肌功能更快更彻底的恢复。重度 MR 曾被认为是手术危险因素之一,但并不被广泛认同。Sauer 等报道,称右冠优势型冠状动脉循环与手术生存率正相关,而左冠优势型或平衡型冠状动脉循环则为手术死亡率的危险因素。另外,ECG 超过一个标准导联或两个胸导联 ST 段上抬提示急性心肌梗死,也是手术的危险因素。

第六节　冠心病

冠状动脉粥样硬化性心脏病简称冠心病，是心脏的冠状动脉粥样硬化导致冠状动脉狭窄，心肌供血不足和心肌缺血、缺氧，引起心绞痛、心肌梗死、心律失常、猝死和心力衰竭等临床表现的疾病。冠状动脉旁路移植术是冠心病主要外科治疗方式，是应用自体血管进行旁路移植和重建血运。

一、冠心病外科治疗的历史

早在1913年外科医生就开始尝试通过切断交感神经、切除甲状腺等方法，降低心肌代谢，减少心肌耗氧量来治疗心绞痛。从1921年起，为了使冠状动脉系统与心脏相邻的动脉系统建立侧支来达到改善心肌供血目的进行多种手术，诸如O'Shaughnessy把大网膜缝于心脏表面，Thompson将心包腔放入滑石粉并和心肌包裹，Vineberg将胸廓内动脉植入心肌内等，但都疗效欠佳。直到1959年Sones成功地进行了冠状动脉造影，使冠状动脉狭窄的部位、程度等解剖学特征得以明确，进而为冠心病的外科治疗奠定了基础。

最初的直接心肌再血管化是从冠状动脉内膜剥脱术与冠状动脉补片成形术开始的，但是上述术式的血运重建效果较差，而且当时体外循环技术尚未普及，患者的死亡率非常高。1964年Garrett等在术中发现一例患者左冠状动脉病变位于血管分叉处无法施行预定的内膜剥脱和成形术，无奈之中他移植了一段大隐静脉做升主动脉与左前降支的吻合，手术获得了成功，这是临床上第一次成功施行的冠状动脉旁路移植术。同年Kolesov实施胸廓内动脉至冠状动脉旁路移植术并获成功。

Favaloro是冠状动脉旁路移植术的推广者，他对冠状动脉和旁路的吻合做了改进，并将传统的左胸切口改为正中开胸，使之成为以后在全世界范围流行的经典的冠状动脉旁路移植术。1968年他陆续完成了急诊冠状动脉旁路移植术、冠状动脉旁路移植术合并瓣膜置换、冠状动脉旁路移植术合并室壁瘤切除等。与Favaloro同时代的Johnson也做了很多卓越的工作，他实施了同时使用多根静脉或胸廓内动脉进行旁路移植术，并提出"完全再血管化"的概念，即所有病变血管都应该进行血运重建，使冠状动脉旁路移植术的理论更加成熟。以上工作使冠状动脉旁路移植术广泛用于临床，并在世界范围内推广。到了20世纪80年代初，现代的冠状动脉旁路移植术基本成形，即在停搏的心脏上使用一根或多根移植血管桥为所有冠状动脉病变血管进行血运重建。

20世纪90年代经皮冠状动脉腔内成形术和冠状动脉内支架植入术的迅猛发展,成为除药物治疗和外科治疗外又一种有效的治疗冠心病的手段,同时对冠状动脉旁路移植术也提出了挑战。微创冠状动脉旁路移植术便是在这样背景下应运而生。微创冠状动脉旁路移植术指的是在能完成冠状动脉旁路移植术的前提下,避免常规的手术切口或避免使用体外循环,从而减少手术创伤。随着相应手术器械的发明和创新,在药物洗脱支架为经皮冠状动脉介入治疗(PCI)带来革命性突破的同时,非体外循环冠状动脉旁路移植术、小切口冠状动脉旁路移植技术等微创心脏外科技术也获得突飞猛进的进展和推广,尤其是正中胸骨切口非体外循环下的冠状动脉旁路移植术,正成为冠心病外科治疗的常规术式之一。随着技术的发展,联合应用经皮冠状动脉介入治疗和冠状动脉旁路移植术的杂交技术(Hybrid手术)能够整合PCI和冠状动脉旁路移植术动脉桥的优势,患者可能从中获益。

我国的冠心病外科治疗起步并不晚,1972年北京阜外医院开展首例室壁瘤切除手术并获成功,1974年郭加强教授实施首例用静脉作旁路的冠状动脉旁路移植术,1996年胡盛寿教授成功实施我国第一例心脏不停搏的搭桥手术,1999年国内开展首例电视胸腔镜辅助下冠状动脉旁路移植术(VACAB),2007年阜外医院建立了首个复合技术手术室。随后,国内部分单位引入机器人微创手术系统,已有尝试开展机器人辅助冠状动脉旁路移植术的报道。经过几十年的发展,冠状动脉旁路移植术已成为一项常规的心脏手术。在部分医院,冠状动脉旁路移植术已成为心脏手术主要的术式之一,手术的安全性和疗效已达国际先进水平。

了解冠心病外科治疗发展的历史可以获得一些启示:①理解冠状动脉的解剖和开展冠状动脉造影术是发展现代冠心病外科治疗的前提和基础;②经典的心脏外科手术技术,即在体外循环心脏停搏状态下进行心脏手术,是冠心病外科得以开展和推广的基本方式;③微创切口、非体外循环、复合技术等使冠心病外科治疗进一步发展和完善。

二、冠状动脉旁路移植术的评价和适应证

(一)手术指征

在确定冠状动脉旁路移植术适应证之前必须考虑以下几个问题:①患者是否能从手术中获取更大的益处,即冠状动脉旁路移植术能在多大程度上达到改善生活质量、延长寿命的目的;②手术的风险评估及与手术可能获得的好处的权衡;③同药物治疗与经皮冠状动脉腔内成形术相比,患者接受冠状动脉旁路移植术是

否疗效最好、风险最低、费用最少,即冠状动脉旁路移植术是否是最经济的治疗方式。

根据大量临床试验对冠状动脉旁路移植术与药物治疗、经皮冠状动脉腔内成形术近远期疗效的比较,美国心脏病协会于 2011 年修订的《冠脉旁路移植术指南》(以下简称《指南》)将冠状动脉旁路移植术的适应证分为四类。

Ⅰ类,非常明确的手术适应证,经大量临床试验证实手术疗效具有显著优势,临床中应当按此执行。

Ⅱa类,较肯定的手术适应证,手术疗效能让患者获益,临床中有理由开展。

Ⅱb类,有争议的手术适应证,手术疗效与介入治疗或药物治疗相近或者不确定,临床应用中尚应权衡。

Ⅲ类,不适合手术,临床试验证实手术疗效无益甚至有害。

比较明确的冠状动脉旁路移植术的适应证主要包括:

(1)明显的左主干病变(狭窄程度>50%)或相当于左主干病变的左前降支和左回旋支近端狭窄≥70%的患者。

(2)三支血管病变或者两支血管病变伴左前降支近端狭窄,尤其是左心室功能不正常(EF<50%)或者伴有严重心律失常患者。

(3)PTCA 失败后仍有进行性心绞痛或伴有血流动力学异常患者。

(4)冠状动脉旁路移植术后内科治疗无效的心绞痛患者。

(5)缺血性室性心动过速发生心搏骤停后的存活患者。

对上述情况以外的单支或双支血管病变的患者接受冠状动脉旁路移植术的治疗是否优于药物或 PTCA 治疗尚有争议。此外,《指南》也特别强调,无保护左主干病变或复杂冠心病患者的手术方案应由包括内科、外科的医疗团队共同制订。

(二)疗效评价

对手术指征的判断取决于疗效的评价,了解冠状动脉旁路移植术的近远期疗效、与其他治疗方式的对比、血管桥的通畅率等,对把握手术指征、手术决策,提高疗效和改善预后至关重要。

1.远期疗效

冠状动脉旁路移植术的手术死亡率为 1%～3%,近年国内已有部分心脏外科中心报道单纯冠状动脉旁路移植术死亡率低于 0.5%。术后 1 年、2 年、3 年、5 年、8 年、10 年、15 年、20 年存活率分别为 96%、93.7%、93.2%、89.6%、87%、75.9%、55%、40%。冠状动脉旁路移植术后心房颤动较为常见,其发生率为 20%～30%,术后第 2、第 3 天为发病高峰。术后 1 年、3 年主要心脑血管事件发生率分别为

12.3%、22.7%。心肌梗死在围术期的发生率为 2.5%~5%,术后 1 年、3 年、5 年、10 年、15 年发生率分别为 4.3%、10%、9%、12.1%、26%~36%。术后 1 年、5 年、10 年卒中发生率分别为 0.97%、5.9%、8.8%。术后 3 年猝死的发生率为 3%,但合并左心功能低下其发生率要明显增高。围术期器质性神经并发症如脑栓塞等发生率在 0.5%,但老年患者明显增高,在 5%~8%。冠状动脉旁路移植术后 1 个月、1 年、5 年、10 年和 15 年心绞痛缓解率分别为 99.7%、95%、83%、63%和 37%,早期心绞痛复发的原因主要是血管化不完全和血管桥阻塞,远期复发的原因主要是原血管病变的进展和血管桥的狭窄和闭塞。冠状动脉旁路移植术后 1 年、5 年、10 年再次血运重建的发生率分别为 4%、5%、6.9%。

冠心病患者血管粥样硬化通常累及冠状动脉以外的其他血管,因此患者的预后更重要的取决于二级预防的疗效,积极控制高血压、高血糖和高脂血症,规律运动和控制体重等二级预防措施对改善和提高预后非常重要。

2.血管桥的选择和结果

冠状动脉旁路移植术大隐静脉桥的早期通畅率为 90%,1 年、5~7 年、10~12 年、15 年以上通畅率分别为 80%、75%~80%、60%、50%,其术后 1~7 年阻塞率大约是每年 2.1%,术后 7~12 年为每年 3%~4%。胸廓内动脉桥的远期结果明显优于静脉桥,左侧胸廓内动脉 5 年、10 年、15 年通畅率分别为 98%、95%、88%;右侧胸廓内动脉通畅率则分别为 96%、81%、65%,而且其存活率、无干预存活率及无事件存活率均明显高于应用静脉桥的患者。对于因左前降支病变行冠状动脉旁路移植术的患者,《指南》中将左侧胸廓内动脉替代左前降支列为Ⅰ类手术指征。桡动脉的 1 年通畅率为 96%,4 年通畅率为 89%。另有研究显示,胃网膜右动脉(RGEA)桥术后 1 年、3 年和 5 年 RGEA 通畅率分别为 98.7%、91.1%和 84.4%。腹壁下动脉(IEA)桥术后早期 IEA 通畅率为 94.9%。

血管桥的选择和预后一直是冠心病外科领域关注的重点问题:①大量的证据证明,胸廓内动脉桥的通畅率远高于其他血管桥材料,静脉桥的远期通畅率较低,采用其他血管材料如桡动脉、胃网膜动脉是否优于静脉桥?完全使用动脉血管桥(全动脉化)是否可获得更好的远期疗效?②如何提高静脉桥的近远期通畅率,包括如何选择手术操作,术中处理和术后的抗血小板治疗等最佳方式?使用内镜下的获取技术对静脉桥质量的影响如何?③如何即时评价血管桥的质量?包括超声即时血流测定、血管造影和其他新的评价血流和灌注技术。

3.治疗方式的疗效比较

20 世纪 70~90 年代开展的大量大规模的临床试验研究对明确各种治疗手段

的有效性有很大的帮助。针对药物治疗和外科治疗疗效比较的临床试验中,较著名的有美国退伍军人局合作研究(VA),美国的冠状动脉外科研究(CASS),欧洲的冠状动脉外科研究(ECSS)等。大致的结果是两组存活率随时间延长呈接近的趋势,但在临床研究随访过程中,药物组中有一半以上的患者因心绞痛加重转而接受冠状动脉旁路移植术,而对于具有高危因素的患者,包括三支病变、左室功能差、静息时 ST 段压低,有心肌梗死病史、高血压病史等,其远期存活率差别仍然非常明显。冠状动脉旁路移植术组的无症状生存率要明显高于药物组,而对于有高危因素的患者,冠状动脉旁路移植术组的远期存活率和生活质量都要明显高于药物组。大型随机临床试验缺血性心力衰竭外科治疗研究(STICH)结果显示,对于左室射血分数较低的冠状动脉疾病合并心力衰竭的患者,冠状动脉旁路移植术联合药物治疗组的全因死亡率与单纯药物治疗组相比无显著差异,但心血管死亡率、任何原因死亡率或心血管原因入院率较低。

　　对 PTCA 和冠状动脉旁路移植术进行比较的临床试验中较著名的有较早期的心绞痛治疗的随机研究(RITA)、EMORY 血管成形与外科研究(EAST),以及旁路血管成形再血管化研究(BARI)、动脉再血管化治疗研究(ARTS),阿根廷冠脉多支病变修复与旁路移植随机对照研究(ERACI),药物、修复术及手术研究(MASS),德国血管修复旁路手术研究(GABI)等。一致的结果是 PTCA 组和冠状动脉旁路移植术组的死亡率和再发心肌梗死率无显著性区别,但冠状动脉旁路移植术组的无症状生存率明显高于 PTCA 组,需再血管化率明显低于 PTCA 组。在随访的早期,PTCA 组心绞痛的发生率明显高于冠状动脉旁路移植术组,但随着时间的延长,两者间的差距越来越小,这与 PTCA 组较高的再次血管化而冠状动脉旁路移植术组桥阻塞及原发病变进展有关。SYNTAX 和 FREEDOM 研究是分别针对多支血管病变和合并糖尿病病例的大样本随机对照临床试验,也得出类似的结果。对于以上的临床试验,其不足之处在于选患者时标准是选择两种方法都可以达到血管化的患者,因此可能排除了部分血管病变严重的病例。而一些非随机的临床报告认为,虽然冠状动脉旁路移植术的患者病情往往重于 PTCA 组,但其疗效并不亚于 PTCA 组。药物洗脱支架广泛运用以来,ARTS-Ⅱ研究显示能够达到与冠状动脉旁路移植术类似的 3 年预后结果,但 5 年随访结果显示即便运用药物洗脱支架,需要再次血运重建的概率仍高于冠状动脉旁路移植术。北京阜外病医院对药物洗脱支架或冠状动脉旁路移植术的冠状动脉多支病变患者 3 年随访结果显示,冠状动脉旁路移植术组的死亡率、心肌梗死率、再血管化率均低于药物支架组。从经济效益来说,药物洗脱支架的广泛应用可能降低冠状动脉旁路移植术带来的患者术后生活质量和生存年限的收益。对于合并糖尿病的患者冠状动脉旁路移植术组的远期年存活率要明显高于 PTCA 组。与 PTCA 相比,冠状动脉旁路移植术的优点是有更加明确的中期疗效;术后心绞痛发生率低,需再次血管化少,抗心绞痛用药少。其缺点是创伤大,恢复时间长;围术期并发症多;住院时间长。

PCI 和冠状动脉旁路移植术疗效对比的临床研究是决定手术治疗策略的重要依据,鉴于目前两种方式分属两个学科的现实,所以备受学者和临床医师的关注。

(1)如何理解最新的临床证据并用于临床实践? 临床试验是评价某种治疗技术疗效的关键证据,但是也存在诸多缺陷如技术的相对滞后性、病例的选择性、研究目标和结果的不一致等,所以需要客观全面评价每一个研究的科学性和参考价值。

(2)再血管化治疗策略选择取决于临床医生对治疗方式的理解,美国 ACC/AHA 2011 年发布的指南即有 PCI 和 CABC 专家的联合发布,并强调心脏团队的作用,复合技术的发展及未来打破现有学科壁垒是重要的发展方向。

4.体外循环(CCABG)和非体外循环(OPCAB)的比较

研究显示,OPCAB 的手术死亡率与 CCABG 无明显差异。术后在院期间与 CCABG 相比,OPCAB 能够明显减少手术时间、辅助通气时间、ICU 监护时间、呼吸系统感染、住院时间,有助于降低术后房颤、改善心脏射血分数,但术后短期、中期两者生存率无明显差异。北京阜外医院的病例长期随访结果显示,OPCAB 术后医疗支出、再次血运重建率、主要心血管事件发生率显著高于 CCABG。由此可见 OPCAB 在术后短期具有相对优势,但在长期预后效果(特别针对高风险患者)方面面临再次血运重建、高心血管事件发生率及医疗支出的风险。CORONARY 研究结果显示,两种方式在术后早期和术后 1 年的结果并无差异。对于 CCABG 和 OPCAB 疗效评价还需要更多长期随访临床研究结果。

三、冠状动脉旁路移植术的要点

1.术前准备

冠心病患者入院后通常需要做全面的检查,对患者的临床表现、心功能状况、心肌缺血的程度、冠状动脉病变等进行综合分析,以确定与手术相关的危险因素,正确选择手术适应证。

接受冠状动脉旁路移植术的患者大多年龄较大,且多伴有其他系统的疾患,术前合并高血压、糖尿病患者应进行相应的药物治疗加以控制;合并慢性支气管炎伴呼吸功能低下患者,应选择抗生素控制呼吸道炎症,并指导患者进行呼吸功能锻炼,戒烟;对合并左心功能不全患者,术前应通过强心、利尿及扩张血管药物的治疗进行调整,术前不要停药,术前使用的钙通道阻滞药及β受体阻滞药,现在主张可一直延用至手术当日,阿司匹林等抗血小板药物通常需要提前停药,但抗血小板类药物有预防围术期心肌梗死和提高早期血管桥通畅率的作用,是否停药和停药时间仍有争议。对心肌有明显抑制作用的抗心律失常药物如普罗帕酮等,若术前心律失常控制满意,则应于术前 2d 停药。术前应给充分镇静药物以解除患者紧张情绪。

2.旁路材料的选择和获取

用于冠状动脉旁路移植的旁路材料可分为静脉和动脉两种:①静脉可取材于双下肢的大隐静脉,或双上肢的前臂静脉。由于静脉位于体表,采取方便,长度不受限制可供任意裁剪,适合于各支冠状动脉任何部位的旁路移植,但由于静脉动脉化后,组织结构发生改变,静脉内膜发生纤维化增生而导致狭窄式闭塞,作为旁路其远期通畅率不如动脉。②动脉最常用的是胸廓内动脉,由于胸廓内动脉的组织结构和血管口径均与冠状动脉相似,与静脉相比其术后不易形成狭窄,远期通畅率高,且只需做一个远端吻合。因此从 20 世纪 80 年代开始被广泛采用,但胸廓内动脉长度和条数有限,只能用于前降支、对角支和右冠状动脉主干等处的旁路移植,若取双侧胸廓内动脉,创伤较大,尤其是对老龄患者,可增加术后胸骨不易愈合,甚至感染的机会。除胸廓内动脉外,胃网膜右动脉、桡动脉以及腹壁下动脉也可用作动脉旁路材料。

3.手术方法

冠状动脉旁路移植术问世之初,人们曾尝试在跳动的心脏上进行,但跳动的心脏和血液模糊的手术野,增加了吻合技术的难度,使吻合的通畅率下降,遂放弃了这种手术方式。随着体外循环技术的进步,可以在安静、无血的环境中完成血管吻合,成为冠心病外科治疗经典的术式。但随着手术器械的发展,非体外循环心脏跳动下的冠状动脉旁路移植术也逐渐完善,并成为常规术式之一。

正中胸骨切口,体外循环下的冠状动脉旁路移植术:此术式为经典方法。手术借助体外循环完成,心脏停搏,手术野静止、无血。患者经正中切口劈开胸骨,胸廓内动脉离断前给全量肝素(3mg/kg)。升主动脉置双层荷包线,插入主动脉灌注管,经右心房插入单房引流管,若同时合并心内操作则须上下腔静脉分别插管。建立体外循环,在轻中度低温下,阻断升主动脉,经升主动脉根部顺行灌注或经冠状静脉窦逆行灌注心脏停搏液,使心脏停搏。

　　大隐静脉旁路移植术:大隐静脉需要倒置,即远心端位于主动脉根部,近心端位于冠状动脉。在冠状动脉病变部位的远端切开小口,大隐静脉斜行切口,并使两者口径相配,用聚丙烯线连续缝合,做静脉与冠状动脉的端侧吻合。有时可以在1根血管桥上做多个吻合口,即序贯桥(蛇形桥),静脉与冠状动脉侧侧吻合。旁路血管远端与冠状动脉吻合完毕后开放主动脉,使心脏复跳、复温的同时在主动脉根部上侧壁钳,部分钳夹主动脉壁,再根据旁路的多少在升主动脉上打数个孔,用 5-0或 6-0 聚丙烯缝线完成旁路血管的近端与升主动脉吻合。

　　胸廓内动脉旁路移植术:胸廓内动脉则只需将胸廓内动脉的远端与冠状动脉吻合。在冠状动脉病变部位的远端作切口,V 形剖开胸廓内动脉,使两者匹配,聚丙烯线连续缝合。缝毕再固定两针,以防吻合口受牵拉。

　　经典的冠状动脉旁路移植术适合于有冠状动脉旁路移植手术指征的绝大多数患者,可完成任何冠状动脉病变部位的旁路移植,但对那些有体外循环禁忌的患者,如有凝血功能障碍等,则可选择其他术式。

　　4.术后处理

　　患者术后通常要送监护病房,需要进行机械辅助呼吸一段时间,辅助时间的长短应视患者的呼吸、循环功能状态及麻醉苏醒的情况而定。这期间应严密监测心电图、血压、心率、尿量、胸腔引流量等,对于重症患者则需要放置 Swan-Ganz 导管进行血流动力学监测,以便对患者的病情变化作出判断,及时调整治疗措施。使用镇静及扩张冠状动脉的药物,预防围术期冠状动脉痉挛,控制高血压,调整心率,保持心脏氧需与氧耗的平衡是患者在监护病房时的基本治疗,对术后伴有低心排综合征者,应合理选用多巴胺类或肾上腺素类正性肌力药物,必要时应尽早放置主动脉内球囊反搏,对术终脱离体外循环机困难者,使用正性肌力药物同时需要考虑安装左心辅助装置。

　　患者接受冠状动脉旁路移植术后 1~3 个月内还需要服用以下药物。

　　(1)硝酸酯类药物:以扩张冠状动脉,预防冠状动脉痉挛。

　　(2)β受体阻滞药:术后患者因疼痛、发热等原因造成心率多数偏快,可酌情使用阿替洛尔以控制心率。

　　(3)抗血小板药物:阿司匹林或者加用氯吡格雷。

　　(4)对伴有心功能不全患者可使用利尿药。

　　(5)继续控制冠心病发病的危险因素,如合理膳食,适量运动,治疗高脂血症、高血压、糖尿病等。

第七节　缩窄性心包炎

一、历史回顾

虽然人类最早对心包的认识可以追溯到公元前 460 年,但直到 18 世纪,缩窄性心包炎的临床及病理特征才得以揭开。据文献记载,1761 年 Morgagni 报道了 7 例缩窄性心包炎的病例,并且指出心脏因血液回流受限而有心脏压塞的风险。1873 年 Kussmaul 首次提出"奇脉"这一概念,同时指出缩窄性心包炎患者在吸气时伴有静脉压升高,这种现象被定义为 Kussmaul 征。1913 年 Rehn 等分享了心包切除手术的经验。在 1929 年,美国心脏外科医生 Churchill 为缩窄性心包炎患者进行了心包切除术。

缩窄性心包炎,有时也被称为慢性缩窄性心包炎,是由于心包的慢性炎症性病变导致脏壁层心包粘连、增厚,而使心脏的舒张充盈受限,导致一系列循环功能障碍的疾病。在过去的 25 年时间里,缩窄性心包炎的病因已发生了显著变化。感染性因素(特别是结核)引起的缩窄性心包炎已降低,而因心脏手术(尤其是在发达国家)和胸部的放射性治疗的因素开始上升。Bertog S 等在 2004 年发表在 *Journal of the American College of Cardiology*(JACC)上的单中心研究显示,在过去的 24 年中,由特发性(指目前原因尚不明确,排除了既往心脏手术、既往胸部放疗、已知病毒或细菌感染等明确原因外的总和)因素引起的缩窄性心包炎占 47%,其次分别为心脏手术及胸部放疗。美国国家医学图书馆网站的研究数据(最后更新于 2012 年 6 月)显示,在美国心脏手术已成为缩窄性心包炎的首要病因,胸部的放射性治疗位列第二,结核仅占 2% 左右。而在有些第三世界国家,结核仍然是最主要的因素。特发性因素也是引起缩窄性心包炎的一个重要病因,此外自身免疫性疾病、结节病、药物(如低剂量卡麦角林)等因素也有陆续报道。在我国,根据已有报道文章及笔者多年的临床经验,特发性因素及结核性因素引起的缩窄性心包炎仍占重要地位,手术及放射相关性缩窄性心包炎并不多见。近年来,随着我国卫生事业和心胸外科的发展,接受心脏手术及胸部放射治疗的患者明显增多,学者推测我国未来缩窄性心包炎的病因谱将向发达国家靠近。

心脏手术引起的缩窄性心包炎并不是心脏术后常见的并发症,其发生率也没有明确的数据,据估计有 2%~3%,甚至更高一些,但根据笔者所在单位多年的临床经验,只有极个别患者心脏手术后发生缩窄性心包炎。有大样本的研究报道,心脏术后发生缩窄性心包炎的时间差异很大,从 1 个月到 204 个月不等,因此在随访过程中应时刻关注此并发症的可能,特别是当患者出现心脏术后不能解释的心力衰竭及呼吸困难时应提高警惕。尽管目前因各类心脏手术继发的缩窄性心包炎的患者数不断增加,但根据现有的研究数据,尚不能阐明心脏手术类型与缩窄性心包炎发生率的相关性。心脏手术后的缩窄性心包炎具有独特的病理生理特点,不同于其他原因引起的缩窄性心包炎,自第一次描述心脏手术后缩窄性心包炎至今没有确切的病理生理解释此发生过程。Gaudino M 等第一次系统性总结并提出了心脏手术引起的缩窄性心包炎的病理生理模型。而与放疗的相关性研究,有学者早年在 Ann Thorac Surg 上发表的一篇文章总结并分析出了引起放疗性缩窄性心包炎手术预后不佳的原因,包括心肌纤维化、肺损伤、冠状动脉损伤、传导束受损、瓣膜功能障碍等。

二、病理生理改变

病理解剖发现,缩窄性心包炎是因心包的脏壁层增厚、粘连,在心包表面形成一厚薄不均的硬壳,显微镜下常见脏层与壁层心包纤维化,这些病变的心包组织常与邻近的心肌组织相粘连。粘连最常见于心室表面,心房和大动脉次之,约 50% 患者可出现心包的钙化。心包增厚程度不一,一般在 0.3～0.5cm,也可以不增厚。据 Nishimura 等报道,约 20% 手术证实为缩窄性心包炎患者术前影像学不表现为心包增厚,较厚者可以达 1cm 以上,增厚最显著的部位常见于心脏移动性较小的位置,如心脏后下方及膈面。

正常人心包腔内压力与胸膜腔内压力相似,低于大气压。在缩窄性心包炎时,心室的充盈快速地发生在舒张早期,舒张早期结束后,心室容量不再增加。心室的收缩功能通常是完好的。呼吸运动对心动周期的影响体现在肺毛细血管楔压受到吸气相胸腔内压力下降的影响,而左心室压因缩窄心包的屏蔽不受呼吸运动导致的压力变化影响。吸气时降低了肺毛细血管楔压和左房压,而不影响左室压力,因此压力阶差的降低阻碍了左室充盈。而在舒张期右心室充盈时可以观察到相反的变化。缩窄性心包炎的生理学结局主要是因心包内的容量受限及心室的充盈受损引起。增厚、粘连、钙化、缩窄的心包对心脏及出入心脏大血管的压迫和束缚,导致了体循环、肺循环系统淤血,静脉压力升高,患者常表现为颈静脉怒张、肝肿大、腹水和胸腔积液等右心衰竭的症状,这需要与限制性心肌病等相鉴别。左心舒张充盈受限引起的肺循环淤血,可致呼吸困难,胸腹水的出现将加重这一症状,并可导致低蛋白血症。

三、诊断

1.症状

患者常表现出液体滞留和心输出量降低的症状,前者可表现为胸闷、呼吸困难、下肢水肿、腹水、胸腔积液等,后者可出现劳力性呼吸困难、食欲减低、心悸、乏力、运动不耐受等。部分患者可有咳嗽时晕厥等,对于其发生机制,目前尚不清楚。

2.体征

颈静脉怒张,吸气相颈静脉压力升高(Kussmaul 征)是缩窄性心包炎的特征,但并不是特异性征象,因为也可见于限制性心肌病。患者肝脏常呈无痛性增大。Kussmaul 征和心包叩击音是缩窄性心包炎的重要征象,但心包叩击音与第三心音较难鉴别,因为两者的起源是相似的,都是舒张早期心室快速充盈而导致心室震动。弗里德赖希征被认为是缩窄性心包炎最具有特异性的体征,是颈静脉波动描记曲线中快速而短暂 Y 下行波,反映了舒张早期快速充盈状态,同时反映出血流动力学受损的严重程度。奇脉是心脏压塞的重要体征,在缩窄性心包炎中不常见。

3.胸部 X 线检查

心脏轮廓可正常或异常,心脏外形可因心包增厚、粘连致两侧心缘变直、僵硬而成为三角形或二尖瓣形。有 20%~30% 患者 X 线检查可观察到心包钙化,心包钙化是缩窄性心包炎较为特异性的改变,在侧位片上明显,钙化多分布于右心室胸骨面及膈面。

4.心电图检查

无明显特异性,多数患者有 QRS 波群低电压,T 波倒置常提示有心肌缺血,部分患者可出现房颤。

5.超声心动图检查

典型的缩窄性心包炎可显示心包回声增强、增厚、僵硬,双房增大,舒张中晚期室壁运动受限,下腔静脉及肝静脉扩张等,脉冲多普勒显示二尖瓣口血流随着呼吸发生明显变化,表现为舒张早期二尖瓣前向血流最大流速吸气时减小,呼气时增加,且变化幅度常超过 25%。

6.心脏 CT 和 MRI

CT 对于诊断缩窄性心包炎是有帮助的,CT 常可显示增厚的心包(>4mm)及钙化。缩窄性心包炎时,CT 可显示正常大小的心室,扩大的右房、下腔静脉、肝静脉及移位的室间隔。然而如前所述,有近 20% 的手术患者术前 CT 并无心包增厚性改变,因此,CT 检查未发现增厚的心包并不能排除缩窄性心包炎。反之,即使术前 CT 发现心包增厚,也不能确诊为缩窄性心包炎,因为这可以是心脏术后的急性心包改变、急性心包炎的演变期或者心包新生物形成等引起。MRI 对于显示心包的增厚及下腔静脉的扩张更为清晰。MRI 上,因纤维变性或钙化引起的增厚心包,在 T_1、T_2 相及电影序列上均呈低信号。

7.心导管检查

心导管检查对识别有典型血流动力学改变的缩窄性心包炎患者有帮助,这些改变包括心室的快速充盈及心脏四腔舒张末压相等,心室压力在舒张晚期急剧上升,在心导管描记曲线上表现为"方根征"(指因缩窄性心包炎患者舒张早期充盈压正常,而舒张末期的充盈压则大大提高,这种充盈压的急剧升高,在心导管描记曲线上表现为类似数学根号符的形状),但也见于限制性心肌病患者。心导管检查还可以评估有无冠心病及进行心肌活检等。

四、鉴别诊断

缩窄性心包炎应与哪些疾病相鉴别,又应该怎么鉴别呢?从疾病的发病机制入手再结合相应的临床表现,我们发现将缩窄性心包炎与限制性心肌病相鉴别是非常重要的,因为缩窄性心包炎是可以通过外科手术治愈的,而限制性心肌病除了心脏移植外,目前尚缺乏有效的治疗措施。从两者的病理生理学角度入手,可以找到一些基本的鉴别点。心肌活检可以显示两者病理改变的本质差别,限制性心肌病可表现出淀粉样变性或纤维素样变性,而缩窄性心包炎常为正常的心肌。更进一步,Farouk Mookadam 等总结出了两者较详细的鉴别点。超声心动图、CT 及 MRI 可以用于确定心包厚度及钙化程度,从而为缩窄性心包炎的诊断提供重要信息。如前述,心脏手术、纵隔放疗后引起缩窄性心包炎很少有心包钙化,即 CT 及 MRI 并不能有效判断这类缩窄性心包炎。对于有心包增厚的患者,诊断相对简单些,相反,当心包不增厚时,则依靠心脏超声动态地观察整个呼吸周期的变化。正常情况下,吸气时,左右心室收缩压升高是同步的,但缩窄性心包炎患者会表现出吸气时压力升高的不协调性,这个变化在鉴别诊断中非常重要。其他还需与如下疾病相鉴别,如心力衰竭、肝硬化、三尖瓣狭窄等。

五、诊断难点

就目前的临床经验来讲,缩窄性心包炎的诊断与鉴别诊断仍是一个较大的挑战。原因如下:①对于有胸部放疗病史患者,缩窄性心包炎与限制性心肌病可同时发生,特别是在症状不典型或复杂患者,给诊断带来极大的挑战。②非典型性缩窄性心包炎及其特点:典型的缩窄性心包炎较容易诊断,有些患者临床表现较轻且病程较短,这类患者的血流动力学具有"伸缩性"的特点,而不是刚性收缩,从某种意义上讲,它的压迫症状介于心脏压塞和刚性收缩之间,因而给诊断带来一定的难度。另外,J Sagrista-Sauleda 报道,约 18% 的缩窄性心包炎患者术中发现心包并未增厚(<2mm),这类患者常见于心脏手术及胸部放疗后,并指出此类患者一经诊断,手术效果较心包增厚患者佳。短暂性缩窄性心包炎患者需要引起重视,尽管大部分急性心包炎患者最终可痊愈,但部分患者可转变为缩窄性心包炎,也有一部分患者可转变为短暂性心包受限,这部分患者中 10%～20% 经内科药物治疗可痊愈,因此在决定手术前,给予一定时间的内科药物治疗是非常必要的。渗出性缩窄性心包炎的特点是当心包内压力因心包积液被去除而降至正常水平时,右心房及心室舒张末期压力仍较高。渗出性缩窄性心包炎的大部分病因为特发性。Sagrista-Sauleda J 和 Hancock EW 在 2004 年提出了渗出性缩窄性心包炎的诊断标准,即心包穿刺后右房压力不能下降一半或不能降至 10mmHg 以下可诊断为渗出性缩窄性心包炎。当然这个诊断标准有缺陷,因为右心衰竭或三尖瓣反流时,心包穿刺术不能降低右房压力,所以渗出性缩窄性心包炎的诊断还有待进一步研究和完善。有患者可表现为暂时性的,也有些患者可自行缓解,特别是在特发性渗出性缩窄性心包炎时,对于那些不能缓解的患者,需要行心包切除术。

六、治疗

1.治疗方案及原则

控制原发病后,尽早实施手术以避免发展为心源性恶病质、严重肝功能不全等并发症,从而影响预后。对于晚期有淤血症状、有手术禁忌证或高手术风险患者,药物治疗旨在控制症状,但在有手术指征时绝不应耽误手术,因为晚期患者若耽误了手术死亡率较高,且预后不佳。对于有结核感染患者,应正规抗结核治疗,待病情稳定后行心包切除术。化脓性心包炎发展至一定阶段,可形成化脓性感染合并心包缩窄的局面,当心包引流加抗感染无效或症状严重时,应尽早实施心包切除术。

2.药物治疗新进展

有一部分反复发作性心包炎可最终演变为缩窄性心包炎,尚未发现可治愈缩窄性心包炎的药物。但过去几十年的努力,在药物治疗复发性心包炎方面上已取得一定进展。自 Guindo J 发现秋水仙碱可降低心包炎的复发率以来,秋水仙碱在临床上逐渐得到了重视,并被各国学者证实具有降低心包炎复发率的效果。欧洲心脏病学会指南 2004 版将秋水仙碱列为急性心包炎的初始攻击和预防用药（B 级证据，Ⅱa 类推荐）。Imazio M 等的一项随机、双盲、对照、多中心临床研究进一步证实，秋水仙碱可降低心包炎的复发率，降低危险因素，改善症状，增加 1 周恢复率，且无严重不良反应。但对于秋水仙碱的作用机制，目前尚不清楚。

3.缩窄性心包炎手术适应证及禁忌证

缩窄性心包炎自然预后欠佳，未经治疗者多数于数年内因病情恶化而死亡，进展缓慢者，严重影响生活质量。目前学者普遍认为缩窄性心包炎一经诊断，应在急性期症状控制后行心包切除术，解除心脏压迫，这是治疗缩窄性心包炎的唯一方案。

手术禁忌证即那些可导致心包切除术后预后不佳的高危因素，详见本节心包切除术预后及预测因素段落。

4.术前准备

积极的术前准备对于确保手术顺利进行、降低手术死亡率及利于术后康复起着重要的作用。术前准备可以从以下 5 个方面进行。

（1）营养支持：对于术前存在低蛋白血症、胸腹水明显、贫血等患者可给予白蛋白，低盐低脂、富含维生素及铁盐饮食，必要时可静脉滴注白蛋白及红细胞以提高胶体渗透压及血红蛋白水平。

（2）改善心肺功能：心功能改善主要通过利尿及维持水、电解质平衡来实现，术前一般不使用洋地黄制剂，因为疾病本身不影响收缩功能，关键在于解除循环淤滞。积极处理肺部疾病以改善肺功能，对于麻醉的顺利进行及术后的恢复有着重要意义。

（3）抗感染治疗：术前存在感染征象患者，应积极抗感染治疗。有明确结核病史或不能排除结核者，应正规抗结核治疗一段时间，以免术后结核复发。

（4）维持水、电解质及酸碱平衡：有胸腹水及周围性水肿患者应给予利尿药以减轻症状，当利尿药无效或胸腹水较多时，应行穿刺抽液治疗。使用利尿药及穿刺放液后应复查电解质以及时纠正。

（5）人文关怀：缩窄性心包炎手术复杂、死亡率高，加上患者长期遭受疾病的折磨，常出现焦虑、恐惧、抑郁等心理，此时医护人员的主动关心及鼓励对于树立患者信心及积极配合治疗是非常重要的。

5.手术方案的选择及细节的把握

手术时机的把握需要注意，根据心包炎病理进展的特点，对化脓性、结核性心包炎患者，在早期炎性、渗出、心包积脓积液时，进行抗感染、引流、心包切除等积极治疗,能减少后期缩窄性心包炎发生的概率及严重程度。若在肉芽组织增生明显时期手术,会在手术时遇到困难,如渗血严重、解剖结构不清、心包肉芽组织无法切除等,影响手术效果。急性心包炎常常在半年后进入慢性期,心包及心包腔内的肉芽组织纤维化、玻璃样变,造成缩窄,在此期手术,心肌和缩窄的心包分界相对清楚,手术操作上会容易一些,但患者因长期心输出量下降,左右心淤血,全身多脏器功能受损,营养不良,手术的风险同样会增大。因此,手术时机的把握,需综合考虑上述因素来决定。根据心包切除范围的不同,可分为完全性心包切除术和部分性心包切除术;根据经胸切口不同可分为胸骨正中切口、左胸前外侧切口、胸骨左缘弧形切口、双侧开胸横断胸骨切口。根据是否借助体外循环手术分为非停搏性心包切除术与体外循环下心包切除术。针对这些不同手术方案,美国的 Bertog SC 等对 163 例手术患者进行了长达 24 年的随访,研究发现不同的手术方案对患者围术期死亡率和生存时间无显著性差异。之后,Chowdhury UK 等结合多中心的数据,进行了更大样本的研究,发现完全性心包切除术与部分性心包切除术相比,围术期死亡率更低,低心排综合征更少,住院时间更短,患者生存时间更长。Bertog SC 及 Talreja DR 的研究也认为,在技术可行的条件下应尽量完整地切除心包。另外,Chowdhury 指出化脓性心包炎应采用左前侧胸切口以避免感染。不建议体外循环下行心包切除术,首先其对于心包剥离是不利的,其次插管部位常因严重钙化而不能在常规部位进行插管,再次全身肝素化增加了出血的风险,并会掩盖潜在的出血灶及增加感染的可能。但作为一种备用技术,体外循环下心包切除术常在因大量出血而抢救时应用,也应用于合并心内畸形需同期矫正者。对于术中发现的严重钙化或密集瘢痕区域可以不做强行剥离,而使之成为孤立的岛状区域,这样处理可以避免一部分的出血。心包切除时应从左心室表面开始,以防右心室的缩窄解除后大量血液注入肺内,此时左心室的缩窄尚未松解,无法将肺血有效排出,导致肺水肿的发生。在切心包时,手术刀片不宜垂直向下切开心包,这样切开后无法通过深而窄的切口观察是否达到心脏的表面。应斜对着心包向下,用切、割、剔、刮等多种手法分层切开,到达心脏的表面,此时鼓出心包的切口,且搏动的活动度明显增强。再用钝性加锐性的方法扩大剥离面。手术时,不要行隧道样剥离,以防出血,也不要将剥开的心包马上剪除,因为万一出血时可用来覆盖缝合。心尖区、心脏前壁、膈面、房室沟、右室流出道等区域应尽量松解。可将左侧膈神经与胸膜一起从心包表面分开,在切其下的心包时不会损伤膈神经。在心包粘连紧密、切除困难时,不必强求彻底剥脱。在右心房表面的心包残留一般不会造成血流若术前超声或 CT 等显示下腔静脉开口无梗阻,则不一定要切除下的心包,以防大出血。在少数情况下,心包钙化极其严重,钙化组织呈砂石样,此时钙化层的上下常各有一层纤维瘢痕,可先剥除最外层的纤维板,再用钳子一点一点夹碎钙化层并取出,最后再剥除最下的纤维层。

6.缩窄性心包炎合并其他疾病时的治疗策略

完善的术前检查对于疾病的诊断与治疗起着重要的作用。部分缩窄性心包炎患者在接受心包切除术后,血流动力学及症状改善并不明显,再次检查后往往会发现合并其他疾病。据文献记载,Sirven RH 在 1963 年首次报道缩窄性心包炎合并房间隔缺损的一例患者,之后也偶有相关报道。Leslie 报道了一例二尖瓣置换术后因严重右心衰竭症状入院的患者,入院后发现患者合并有缩窄性心包炎和房间隔缺损,尽管该患者房间隔缺损原因不能排除之前手术损伤引起,在经过内科介入封堵房间隔缺损部位后,最终该患者症状缓解明显。对缩窄性心包炎合并房间隔缺损同时出现在一例患者身上的现象,有学者认为可能存在某种相关性,但就目前而言尚无定论。Kouvaras G 在一篇报道中提出两种疾病同时出现的现象不能排除偶然性。在心脏直视手术时偶可遇到术前未能诊断出的缩窄性心包炎。是同期解决两种病变还是先行心包剥脱术,日后再处理其他心脏病变? 术者需要考虑以下几个因素。

(1)感染问题:若在心包腔内有干酪样物质、炎性渗出液,则不宜同期在体外循环下做心内直视手术,尤其不宜植入人工瓣膜等异物。

(2)技术上的可行性:心包剥脱术后心外膜容易渗血、组织脆弱、存在粘连,插管、血管阻断、心内结构显露及心脏切口的缝合都有可能遇到困难。

(3)缩窄性心包炎和合并心脏病变孰轻孰重? 在心包剥脱后患者能否耐受另一病变,等待下一次手术以及二期手术的困难程度。

(4)患者的病情是否允许同期行两种手术?

7.手术并发症

手术常见的并发症包括心功能不全、冠状动脉损伤和心肌破裂。

七、心包切除术预后及预测因素研究

缩窄性心包炎的手术预后与疾病的病因、严重程度及是否合并其他疾病相关。据美国 3 家心脏病中心报道,缩窄性心包炎的手术死亡率仍较高,为6%～12%,最常见的死亡原因为低心排,特发性缩窄性心包炎术后预后最佳,放射性缩窄性心包炎预后较差。Ling LH 及 Bertog SC 等进行大样本的研究发现,心包切除术后的不利因素包括老年患者、心功能分级差、肾功能不全、肺动脉高压、左心室功能不全及放疗后患者。Se Hun Kang 等的研究显示,在亚洲人群中,缩窄性心包炎的术后死亡率与高舒张早期二尖瓣流入速度和糖尿病呈负相关,并指出多普勒超声不仅是诊断缩窄性心包炎的重要工具,而且对于评估心包切除术预后具有重要价值。

第八节　心脏大血管损伤

一、心脏外伤

心脏外伤在平时和战时都不少见,平时以刀刃伤、车祸为主,战时以枪弹伤为主,多为复合伤。心脏外伤涉及心包、心肌、心内结构、冠状动脉及传导系统,常并有周围组织及脏器的损伤。重者失血严重及泵功能衰竭,多有休克及多脏器功能衰竭,迅速死亡。轻者可无临床症状。近年来,心脏导管技术的普及和发展以及心脏手术难度的提高,心脏医源性损伤已不罕见。心脏外伤可分为心脏开放性穿透伤、闭合性心脏损伤、医源性心脏损伤三大类。

(一)心脏开放性穿透伤

1.病因

心脏开放性穿透伤多因锐器刺伤或高速飞散物体击伤(如枪弹)。近年来报道心脏外伤枪伤率有上升趋势。

2.部位

心脏各部位易损率与心脏各腔在前胸壁暴露范围及相对表面积大小有关。Glinz 综合 657 例心脏穿透伤,右室 47%,左室 34%,右房 14%,左房 5%,心内结构及冠状动脉损伤较少见。也有学者报道,心脏穿透伤中,右室 58%,左室 27%,右房 9%,左房 6%。

3.程度

心房壁较薄,穿透后不易自然止血,因此伤情可能较心室穿透伤严重。开放伤的程度可表现为穿透心包、心壁表浅裂伤、心肌完全穿透、穿透一个或多个心腔、伴有心内结构及冠状动脉的损伤、合并其他组织器的损伤。枪伤较刀刃伤严重而复杂。

4.死亡原因

早期死亡:24h 之内主要死因为大出血和急性心包压塞,大出血约占 2/3,急性心包压塞约占 1/3。有统计资料表明,78%的死亡在第 1 小时,11%发生在第 1～第 24 小时。

晚期死亡:主要为感染、损伤后形成附壁血栓脱落引起肺栓塞及脑栓塞、损伤裂口处血栓溶解或脱落致迟发性心包压塞、心内结构损伤致心力衰竭、缩窄性心包炎、外伤性室壁瘤破裂等。

5.病理生理与临床表现

主要取决于损伤部位、程度及心包裂口的大小。①心包裂口足以引流出心包内出血,临床上多无心包压塞,而主要表现为出血性休克。出血迅猛可迅速死亡。②心包裂口不足以引流出心包内出血,形成血心包。临床上主要表现为急性心包压塞,表现为脉压下降、静脉压上升、表浅静脉怒张、心率加快等。若不及时处理,很快可造成循环衰竭而死亡。③心壁裂口自行闭合,也可无明显临床表现,或数日至数周后,因裂口血栓脱落、溶解致迟发性心包压塞。

6.诊断

仔细了解致伤物、部位、伤道及致伤过程对诊断有较大帮助,有明显内、外出血致失血性休克及无明显内、外出血而出现急性心包压塞者,诊断不难,但两者并存时,鉴别不易。一般来说,失血性休克临床表现出现较早,中心静脉压低,并心包压塞时,中心静脉压正常或偏高。因此,伤后迅速置中心静脉管并反复测量,对诊断及治疗意义重大。心脏异常杂音多提示有室间隔穿孔、瓣膜损伤、冠状动脉右室瘘、主肺动脉瘘、主动脉窦瘘等。心律失常多提示有心内传导系统损伤及冠状动脉损伤。注意多脏器复合伤的诊断。

心包穿刺:既可协助诊断心包压塞,也可心包减压缓解病情。但心包内血凝块可使心包穿刺阴性,有人报道假阴性率为 $15\%\sim20\%$,故不能仅凭穿刺阴性而否定诊断,应综合考虑。

中心静脉压测定:正常值为 $5\sim12cmH_2O$,其高低对诊断及鉴别失血性休克及心包压塞有很大帮助。抗休克时,可从中心静脉压管快速补充液体及胶体。动态观察中心静脉压变化,对评价病情进展及治疗效果也有较大帮助。

X线检查:对心包压塞的诊断意义不大。但对合并伤的诊断及体内异物诊断有一定帮助。

心电图:一般无特异性改变,但如低电压、ST-T改变对心包压塞的诊断有帮助,对冠状动脉损伤及心律失常有一定诊断意义。

超声心动图:对心包压塞的诊断非常有帮助,诊断较准且可估计心包内液体量及心内结构、分流的变化。但较费时间,病情重者往往不允许。病情危重时,应果断开胸探查,切不可做过多的辅助检查,延误治疗时机。

7.治疗

以往认为心脏穿透伤是不可逆的,1897年首次修补心脏损伤成功后,此观念得以改变,近年来,抢救成活率高达40%~50%,开放性心脏损伤,必须采取紧急、果断、正确的措施。约71%的患者需紧急开胸,其中绝大多数应在到达5min之内进行。对于濒死状态的患者,也应紧急、全力救治。濒死状态经急救,早期生存率也有5%~10%。开放性心脏损伤的主要治疗措施为抗休克、心包穿刺及紧急开胸手术。

(1)抗休克:对重症患者应积极、果断;气管插管、呼吸支持;快速建立静脉通道,积极静脉切开插管或深静脉穿刺置管,迅速建立中心静脉测压管并动态监测;快速补充晶体液及胶体液;积极应用碳酸氢钠纠正酸中毒;合理应用强心、升压药物,同时做好紧急开胸的准备。

(2)心包穿刺:心包穿刺不仅有助于诊断心包压塞,而且还可以心包减压,缓解心包压塞症状,为紧急开胸手术创造一个较好的血流动力学条件。过去许多人认为,一次或多次的心包穿刺可治疗心包压塞而无需手术,但因反复心包穿刺而又反复出现心包压塞而死亡者时有报道,故近年来,多数人认为积极紧急手术治疗为上策。

(3)紧急开胸手术:对有活动性出血、急性心包压塞患者,紧急开胸手术是首选、根本的治疗。情况紧急可在急诊室紧急开胸手术。手术可确定损伤部位、类型,有无异物存留,有无冠状动脉及大血管损伤,并能做相应的处理。麻醉:开放性心脏外伤常合并低血压、低氧血症、酸中毒等情况。麻醉易诱使低血压、心搏骤停、胃反流致窒息及吸入性肺炎等情况。同时,应用PEEP可加重心包压塞症状。麻醉的选择应予重视,并做好抗休克、心肺脑复苏的准备。对循环较稳定者,可进行常规麻醉;对低血压、意识尚有者,可行清醒下插管或局麻下开胸,待心包压塞解除后改用气管插管全麻;对危重无知觉者,可边手术边面罩加压给氧或气管插管。切口的选择:前外侧切口可迅速进胸,紧急情况下多采用此切口,需扩大切口时,可横断胸骨;左前外侧切口最常采用,若伤在右侧,可采用右前外侧切口;考虑需急诊体外循环者、疑有大血管损伤、胸腹联合伤者可选用胸骨正中切口。总之,根据对伤情的判断、预计处理及术者的擅长来选择手术切口。

术中注意:进胸迅速,危急时可无需消毒、铺巾及洗手。打开心包前应做好抗休克的准备及准备好吸收器,术野暴露清晰。尽快打开心包以减压,并清除血凝块。迅速找到心脏裂口并用手指压住,立即做间断式褥式全层缝合止血。止血后再用带垫片无创缝针缝合加固,靠近冠状动脉处可在其下进针做褥式缝合,防止损伤冠状动脉。心包打开、心脏裂口缝合后,若抗休克不利,可行胸内心脏按压,用50mL注射器直接往右心房或左心室、右心室内反复注入血液及强心、升压药物。心跳恢复、血压回升并平稳后,彻底清除心包内积血、血块及异物,用温盐水加入抗生素冲洗心包,冲洗液量应＞2 000mL。注意彻底检查,勿遗漏小的裂口及自行止血的裂口。应使心包充分引流。对心后壁损伤,为充分暴露裂口及防止过度搬动心脏引起心律失常、低血压及心搏骤停,应用手压止血,同时急诊建立体外循环后再进行处理。对心内结构损伤者,可急诊体外循环下处理,若估计患者可度过急性期,也可暂不处理,待做好检查明确诊断后,择期体外循环下处理。对穿透心脏的填塞性异物,应在心包打开后直视下去除。对心脏异物,宜积极手术摘除,若异物过小,难以寻找,且无明显症状及危害者,可保守治疗,日后可明确定位下择期手术摘除。对心壁不规则损伤边缘应给予清创,以免瘢痕过多形成室壁瘤。积极手术探查及处理合并伤。术中应与麻醉师等密切配合协调,综合处理,并由专人指挥协调,防止忙乱及主次不明、分工不清。

术后处理:术后应加强心、肺、脑、肾等重要脏器的监护及检查,及早发现、及时处理漏诊的合并伤及因低血压引起的多脏器功能衰竭;维持水、电解质酸碱平衡;继续抗休克,多脏器支持及并发症的处理;加强应用抗生素,预防严重的感染;尽早应用破伤风抗毒素等治疗。

合并冠状动脉损伤的处理:冠状动脉较小分支的断裂较常见,多为手术探查时发现,多无心电图表现及术中直视下心肌颜色的改变,几无心律失常发生,术中可用心外膜覆盖。冠状动脉主干的断裂,如左右冠状动脉、前降支、左旋支、锐缘支等,术中一旦发现,应立即在体外循环下行主动脉冠状动脉旁路移植术,否则多因严重、顽固性心律失常或心力衰竭而预后不良。

心脏异物的处理:心脏异物多来自穿透心脏的异物碎片或因深静脉异物栓子随血流至右心房、右心室、肺动脉及分支。右室腔肉柱较多,易固定异物。左室腔较光滑,故异物多经主动脉行至较远端形成动脉栓塞。心房尤其是右心房,血流速度缓慢,异物常能存留。心内有大的房、室交通者,异物可从右心系统至左心系统,形成动脉栓塞。紧急开胸探查,应积极处理异物,但对于异物较小、难找、暂无明显症状及危害的,可暂不处理,日后可经胸片、彩色多普勒超声心动图、心脏造影、核磁共振等检查,明确定位后,择期体外循环下手术摘除。异物多因血流及体位变动而易游走,故定位检查与手术的间隔时间越短越好,在术中安置好体位全麻后,最好先摄床边胸片以了解异物的位置,再施行开胸体外循环手术。因心脏异物具有游走倾向,并随时会发生肺动脉及全身动脉栓塞,故一旦确诊,应尽早手术。对嵌顿于心脏内的异物,可手术,也可定期观察,有报道心肌嵌顿异物渐入心脏致栓塞的,也有心肌嵌顿异物渐入心包腔者。

(二)闭合性心脏损伤

闭合性心脏损伤多由钝性暴力间接引起,其在胸部创伤中并非罕见,据文献报道,不同程度的闭合性损伤占胸部创伤的 10%～25%,轻者仅血清酶有改变而无临床症状,重者可因严重心律失常、急性心包压塞等迅速死亡。

1.损伤机制

(1)直接作用:钝性暴力直接作用于胸部、胸骨或肋骨骨折端刺伤心包及心腔或因心脏被挤压于前胸壁与脊柱之间造成损伤。

(2)间接作用:如腹部突然受挤压,回心血量骤然剧增,心脏突然过度膨胀,心腔内压骤增,引起心脏薄弱处破裂性损伤(如右房破裂)。

(3)减速作用:高速运动的人体突然减速,心脏可因惯性挤于前胸壁或脊柱,造成心脏损伤。

(4)震荡作用:心脏受到强烈的震荡,可因自主神经及心脏传导系统受刺激而发生严重心律失常。

(5)联合作用:闭合性心脏损伤,多为几种机制联合作用致伤。

2.分类

闭合性损伤有:心脏挫伤;心包损伤、心脏脱位;血心包、急性心包压塞;心脏破裂;外伤性室间隔穿孔;外伤性瓣膜损伤;外伤性室壁瘤。

(1)心包损伤、心脏脱位:心包损伤可分为胸膜与心包撕裂伤和膈肌与心包撕裂伤两型。

1)胸膜与心包撕裂伤:发生在左侧或右侧撕裂纵隔胸膜及心包,可合并有心肌损伤。小的心包撕裂可引起出血,多数不至于引起心包压塞。肺裂伤者可合并气胸。气体入心包者可形成气心包,胸片有助于诊断。心脏可于心包裂口处发生嵌顿,严重时可发生心脏脱位。

2)膈肌与心包撕裂伤:发生于心包膈面与膈肌的撕裂,可合并有胸膜与心包的撕裂伤,可为双侧膈肌破裂,较易引起心包裂口的心脏嵌顿或心脏部分及全部脱位入腹腔,形成心脏的机械性压迫或环形压榨,压迫冠状动脉产生梗死,甚至引起心轴扭转。心脏嵌顿脱位可于伤后立即出现,也可于伤后数日发生。

临床表现、诊断及治疗:小的心包撕裂临床上多无心包压塞,主要症状为严重而持续的心前区疼痛,伴有气胸时可有呼吸困难,听诊时可闻及心包摩擦音,心电图多无特殊发现,胸片发现气心包者有助于诊断。单纯心包损伤一般病情不紧急,明确诊断后给予对症治疗。小的心包撕裂伤不必手术修补,应当注意心包损伤可发生心脏嵌顿及脱位,故对伤者应临床观察数日。较大心包撕裂伤听诊可出现特殊的收缩期杂音,且随体位变化而变化,甚至消失。巨大的心包撕裂伤可引起心脏嵌顿或心脏脱位。症状有时严重,可危及生命,临床上出现心动过速、血压下降、心音改变及减弱、颈静脉怒张等心脏受压迹象及心绞痛、心律失常等冠状动脉梗死征象,心电图可出现电轴移位、ST－T改变、传导阻滞、心律失常等一过性改变。胸片表现为:心影位置异常并有肺不张等,可借此与急性心包压塞鉴别,有气心包者,鉴别更易。病情危重者,在积极抗休克的同时,急诊开胸探查,将心脏复位,改善血流动力学,同时,修补心包裂伤,心包引流,清创冲洗,同期处理合并伤。

(2)血心包:闭合性损伤所致心脏破裂,心肌挫裂伤均可引起心包腔内积血,严重时引起心包压塞,伴有心包撕裂伤者,因心包裂口可引流出血,多不致于引起急性心包压塞。心包弹力有限,心包内容积急性增加至120mL即可压迫心脏,产生血流动力学改变,达到150mL时即可引起致命的心包压塞。临床表现为血压下降、心率上升、中心静脉压升高、尿量减少、末梢循环差等,听诊发现心音遥远;心电图表现为低电压、窦性心动过速;胸片示纵隔影增宽、心包影扩大并呈烧瓶样改变,心包积气常提示并有纵隔心包的撕裂;超声心动图具有相当高的特异性,能发现心包积液及血凝块,估计心包内液量并能引导行心包穿刺,同时可发现心内结构的异常及心内异常分流;心包穿刺出血性液体不仅可以明确诊断,同时还可以暂时行心包减压,但心包穿刺有假阴性,故单凭心包穿刺阴性不能排除血心包的可能。临床上急性心包压塞,静脉压增高较动脉压下降出现得早,但如心包压塞发展迅猛,两者可同时出现。若伴有低血容量,静脉压可由高至低或不增高,快速补血或补液后,静脉压升高而血压不变或降低,有助于诊断。因此,连续监测中心静脉压具有十分重要的意义。一旦确诊,即行心包穿刺,心包穿刺即使抽出少量积血(一般＞30mL),也可使血流动力学得以改善,并能为麻醉和手术创造一个较好的循环条件及争取时间。同时边手术边抗休克,当情况危急时,可于急诊室开胸心包减压,并就地抗休克。对于闭合伤引起的无急性心包压塞的血心包患者,只要诊断明确,排除复合伤,可在监护下密切观察,经一次或多次单纯心包穿刺抽液仍可治愈。但对可疑有心包压塞迹象、多次反复心包穿刺仍有心包积液或反复穿刺疑有心包内感染及心包内有凝血块患者应积极手术治疗。

(3)心脏挫伤:心脏挫伤为闭合性损伤中最常见的类型,可合并或不合并胸骨、肋骨骨折。轻者可无明显临床表现而漏诊,重者可致心脏破裂、急性心包压塞或严重心律失常、心内结构损伤等。根据损伤程度,病理改变有:心外膜、心内膜下出血,局灶性出血、水肿,心内膜破裂,广泛心肌挫伤,可并有心肌挫裂伤甚至心肌破裂及心内结构损伤。依心脏充盈状态的不同而伤情多有不同,充盈状态伤情较重,可致心脏破裂、瓣膜破裂、急性室间隔穿孔。组织学检查可见:心肌纤维断裂、坏死,白细胞浸润,瘢痕形成。在后期(9～49d)可形成渗出性心包积液,心肌挫伤区可突然破裂致死或形成室间隔穿孔,少数形成室壁瘤。

临床表现主要为持续性心前区疼痛,可合并心悸、呼吸困难,甚至休克等。听诊多可发现有心律失常,以持续性或阵发性心动过速及期前收缩多见,偶有心包摩擦音。病情较重患者可出现左心衰竭、右心衰竭,表现为动脉压下降、静脉压上升而有别于低血容量征象。心电图表现:因伤后24～72h心肌组织反应最重,故伤后早期(<24h)心电图正常不能排除心脏挫伤,必须多次或连续监测才有意义。常见心电图异常为ST－T改变及心律失常,频发室早、室速或室颤,需及时处理,防止发生猝死。胸片诊断心脏挫伤无特异性,但对心包积液及排除其他类型的胸内损伤有一定价值。血清酶学检查:乳酸脱氢酶(LDH)同工酶 LDH_1(正常值48U)、LDH_2(正常值76U)的增高,反映了心肌细胞的损伤,可持续升高至伤后2周。

内科治疗:心脏挫伤应在严密持续的心电图监护下进行。除一般性对症治疗及适当的抗休克处理外,主要为心律失常的处理、心肌保护药物的应用及心力衰竭的纠正。

外科治疗:心包积液、积血患者可给予心包穿刺,必要时开胸。后期形成缩窄性心包炎患者可行心包剥脱术;心肌破裂、急性心包压塞患者应紧急开胸手术修补、心包减压;有室壁瘤患者应择期体外循环下切除修复,有室间隔穿孔、瓣膜损伤患者,若病情稳定,确诊后择期体外循环下修补或换瓣。

(4)心脏破裂:闭合伤引起的心脏破裂,可因急性心包压塞而死亡。如并心包撕裂,可死于大出血。左室破裂可在数分钟内死亡,右室破裂可在30min内死亡,心房破裂,出血较慢且可因心包压塞而阻止大出血,如能迅速手术,尚有机会挽救生命。少数心脏破裂之后,因血凝块堵塞裂口而暂时止血,并可于伤后数小时或数日血凝块脱落出血或挫伤区心肌软化坏死致心脏破裂。Glinz统计575例闭合伤致心脏破裂尸检资料,左心室、右心室及右心房破裂机会相似,约28%,左心房破裂相对较少,19%左右。

心脏破裂的临床表现主要为急性心包压塞症状。继发性心脏破裂患者,往往表现为病情相对稳定后,突然出现胸痛、虚脱和心包压塞症状。

治疗:一旦考虑诊断,不应做过多的检查,立即开胸探查,紧急手术修补及心包减压,同时积极抗休克。左前外侧切口进胸迅速,必要时可向右侧延长,横断胸骨,扩大手术野。正中切口暴露充分,如患者病情允许,最好采用此切口。术中注意及术后处理要点同开放性心脏创伤。

(5)室间隔破裂:心脏充盈时闭合性创伤可引起室间隔破裂,都发生于肌部,且多数合并其他心内结构的损伤,常因急性心力衰竭及心律失常而迅速死亡。单纯较小的室间隔破裂,如左向右分流较大,可引起急性肺动脉高压、肺水肿,甚至死亡。血流动力学改变不严重的患者,可长期存活。室间隔严重挫伤,继而坏死、穿孔,称为延迟性室间隔穿孔。伤后可闻及全收缩期粗糙喷射性杂音,触及心前区震颤。病情相对稳定后,心脏彩色多普勒超声心动图及心导管、心室造影可明确诊断。

治疗:严重室间隔穿孔患者,预后不佳,急诊体外循环下修补死亡率较高。临床上有穿孔数月后自行愈合者,故对病情相对稳定者,手术应在伤后8周以后施行,即使未自行闭合,室间隔缺损周边也已有纤维增生,便于缝合修补。对于小的室间隔缺损,血流动力学改变不大,仅有心前区收缩期杂音及震颤,不经手术,也可长期存活。

(6)外伤性心瓣膜损伤:闭合性心脏损伤引起心瓣膜损伤,以主动脉瓣最常见,其次为三尖瓣和二尖瓣,肺动脉瓣损伤极罕见。除了瓣膜的撕裂,常并有腱索的断裂及乳头肌的断裂,可造成急性瓣膜关闭不全及充血性心力衰竭。主动脉瓣损伤病程进展较快,二尖瓣其次,而三尖瓣关闭不全病程进展缓慢。因病程进展快慢不同,施行手术的时机、手术的风险及预后各不相同。心脏听诊、多普勒超声心动图、心导管及造影可确定诊断。原则上应于病情稳定后再施行体外循环手术,瓣膜损伤严重难以修复者,应行人工瓣膜置换术。

(7)外伤性室壁瘤:多因心室肌挫伤后心肌坏死而形成,几乎均发生于左室壁,可从受伤后迅速形成或伤后数月形成。可有心律失常、动脉栓塞及心功能不全。胸片、心电图、超声心动图、同位素扫描对诊断有帮助,心室造影及核磁共振可明确诊断。

治疗:一旦确诊,应尽早择期手术,体外循环下室壁瘤切除后直接缝合(带垫片)。

(8)冠状动脉损伤:闭合性心脏损伤引起冠状动脉损伤少见。主要为冠状动脉破裂及栓塞,常发生于左冠前降支,多合并心肌挫裂伤,主要表现为心绞痛及心包压塞。心电图及冠状动脉造影可确诊,可因严重心律失常、心力衰竭、心包压塞而死亡。

治疗:冠状动脉主干损伤(如前降支)一旦确诊,应立即手术,行冠状动脉旁路移植术,对非主干损伤患者,可用心外膜覆盖,有报道部分患者经保守治疗可康复。

(三)医源性心脏损伤

医源性心脏损伤主要是指在对心脏疾患进行诊断及治疗过程中,引起的心脏创伤。诊断多无困难,主要在于积极的预防及有效的处理。

1.心导管介入引起的损伤

(1)心导管检查或行二尖瓣球囊扩张时,导管穿透心壁进入心包腔。

(2)选择性心腔造影高压注入的造影剂穿透心壁进入心包腔或注入心肌。

(3)心内导管刺激及损伤传导系统(最常见为房室结及房室束),产生局部水肿,形成一过性的心律失常及短期的传导阻滞。

(4)二尖瓣球囊扩张可致瓣膜撕裂损伤,致严重瓣膜关闭不全、充血性心力衰竭。

(5)射频消融损伤正常传导束,造成传导阻滞及心律失常。

(6)冠状动脉扩张或旋切术损伤冠状动脉,致心肌梗死及心包压塞。

(7)冠状动脉造影损伤左、右冠状动脉内膜,引起继发性冠状动脉痉挛或血栓栓塞。

(8)封堵膜周部室间隔缺损致Ⅲ度房室传导阻滞;封堵肺动脉瓣下室间隔缺损致主动脉瓣穿孔。

2.心脏手术意外损伤

(1)胸腔手术意外损伤心包或肺切除肺静脉残端脱入心包内出血,致心包压塞。

(2)二尖瓣闭式扩张撕裂左心耳或左心房致大出血。

(3)心内直视手术缝针过深损伤左、右纤维三角致传导阻滞。

(4)左房内直视手术损伤左房后壁。

(5)二尖瓣换瓣引起左室后壁损伤破裂出血。

(6)心内直视手术意外损伤心内结构及冠状动脉。

(7)心包内引流管放置不当致使心包压塞、心脏刺伤。

3.医源性损伤的处理

(1)导管及高压注射造影剂穿破心壁,因破口较小,可自行闭合或血凝块填塞而止血,心包内仅有少量血液或造影剂,可经保守治疗、心包穿刺抽液而痊愈。但对有急性心包压塞或迟发性出血致心包压塞患者,应紧急手术,心包减压,创口修补。

(2)导管刺激传导系统产生局部水肿,致传导阻滞,为一过性可逆性改变,水肿吸收后,一般 3～14d 可恢复,故应在心电监护下进行内科治疗。

(3)二尖瓣球囊扩张致二尖瓣撕裂,严重关闭不全,多在心力衰竭纠正、病情稳定后行二尖瓣置换术。心力衰竭严重、病情危重时,可紧急换瓣。

(4)射频消融损伤正常传导束,为永久性损伤,不可恢复,只能保守治疗或安装起搏器。

(5)冠状动脉扩张及旋切术中损伤冠状动脉,几乎均为冠状动脉主干,凡有心肌缺血征合并或不合并心包压塞患者均应紧急行冠状动脉旁路移植术。

(6)冠状动脉造影致左、右冠状动脉内膜损伤患者,多经保守治疗可恢复。但心电图有大范围心肌缺血征象者,应紧急体外循环下行冠状动脉旁路移植术。

(7)封堵膜周部室间隔缺损致Ⅲ度房室传导阻滞,原因为封堵伞压迫刺激传导系统产生局部水肿,致传导阻滞,为一过性可逆性改变,水肿吸收后,一般 3～14d 可恢复,故应在心电监护下进行内科治疗。若为永久性损伤,不可恢复,只能安装起搏器。封堵肺动脉瓣下室间隔缺损致主动脉瓣穿孔,应在体外循环下直视修补或瓣膜置换。

(8)胸内手术意外损伤心包,只要及时发现并正确处理,多无严重后果。对肺切除肺静脉残端脱入心包内出血致心包压塞者,应迅速打开心包,同时用手指控制左房处肺静脉根部以止血,并在直视下缝扎,尽快补充血容量,只要处理及时,一般不会造成死亡。

(9)闭式二尖瓣器械扩张术中,撕裂左心耳或左心房时,应暂用手指压迫减缓出血,并快速用手指扩开二尖瓣口,以减低左房内压力,左房减压后,出血得以缓解,心壁裂口较易缝合,否则,因左房内压力高,缝合易撕裂,使裂口越缝越大。修补时,应准备好吸引器,直视下缝合止血,同时快速补充血容量,极少情况下需要或能够在体外循环下修补。

(10)心脏直视术中,若缝住左、右纤维三角,在心跳恢复后,出现Ⅲ度传导阻滞或左束支传导阻滞,应在充分辅助循环后,再次阻断循环,心内直视下拆除缝线,重新修补。若复跳后出现传导阻滞而确定未缝住传导束,则考虑为术中传导束受牵拉、器械刺激等原因致局部水肿,多为一过性传导阻滞,不必再次阻断,心外膜置起搏导线后回 ICU 行保守治疗,一般 3～14d 可恢复。若 14d 后仍未恢复者,为传导束损伤,需安置永久性心脏起搏器。

(11)术中损伤左心房后应及时发现并修补。关胸前发现应再次转流阻断,搬起心脏于后侧直视下修补,关胸后发现大量心包引流及心包压塞者应紧急开胸探查,考虑左房后壁损伤应紧急体外循环下心搏停跳后直视下修补。

（12）左室后壁损伤破裂出血，来势迅猛，死亡率极高。一旦发现，立即手指压迫止血，不管任何情况下均应在体外循环下直视修补。

（13）心内直视术中，对意外的心内结构损伤，应及时发现，正确处理，才能有较好的预后。冠状动脉小分支的损伤，无需处理；大分支及主干的损伤，应立即行冠状动脉旁路移植术。

（14）体外循环心脏手术后，心肌本身会有反应性水肿，若心包缝合较紧，引流管压迫，也会引起心包压塞征，尤其在严重低心排综合征的患者表现更为明显。一旦考虑为本症，即床边开胸，心脏肿胀明显者，可心包敞开数天，待心脏消肿后，二次关胸。引流管用软质硅胶管，可避免硬管刺伤心肌。

二、胸内大血管损伤

（一）分类

胸内大血管包括主动脉及其三大分支，腔静脉及其分支，肺动脉、肺静脉。

1.按损伤机制分类

闭合性损伤机制为挤压、加速或减速伤引起，以主动脉峡部破裂多见。穿透性伤则可发生在胸内大血管的任何部位。

2.按解剖分类

主动脉及其三大分支，腔静脉及其分支，以及肺动脉、肺静脉。

3.按外伤机制分类

闭合性损伤、穿透性损伤。

（二）诊断及治疗

1.主动脉钝性损伤

主动脉钝性损伤可伤及主动脉及弓部分支，约 95% 的胸主动脉钝性撕裂的患者因大出血死于入院前。幸存者多为肺挫裂伤，形成瘤样扩张或搏动性血肿。主动脉及分支撕裂部位多变，可从主动脉根部到膈肌及三大分支自主动脉起始的任何位置。但 80%～90% 发生在主动脉峡部，若心包内升主动脉破裂可引起急性心包压塞。胸主动脉损伤中 30%～40% 死于 24h 内，80% 死于 2 周内，送医院救治率 10%～20%，绝大多数患者死于大出血。

（1）临床诊断：主要根据外伤史、创伤性质、胸背部疼痛及出血性休克临床表现，胸片主要表现为纵隔增宽，心脏彩超及食管内超声心动图对诊断有较大帮助。若患者循环稳定，应急诊行主动脉造影以明确诊断。

（2）手术指征：心包内升主动脉破裂可引起急性心包压塞。心包外主动脉破裂的征象为大量血胸,可在数分钟或数小时内突然出现严重失血性休克,紧急开胸手术是唯一有效的治疗措施。当有疑诊时也应尽快开胸探查。

(3)手术要点:气管插管、静脉复合麻醉,手术切口视判断的伤口而定,多采用左后外侧切口经第 4 肋间进胸,在良好吸引清除积血及血凝块下迅速找到出血口,指压止血,依伤情可做如下处理:①侧壁钳夹闭主动脉裂口;②预计 30min 内开放循环的,游离破口上下主动脉端,套带阻断或钳闭;③全身半量肝素化(1.5mg/kg),破口上下端主动脉壁缝荷包,分别插入大号主动脉插管,排气后接适当口径塑料管,行血管外转流后套带阻断或钳闭破口上下主动脉端。外转流导管口径大于 7.5mm 时其血流量即可保证成人肾脏及脊髓有良好的灌注。

(4)修补方法:①直接修补:用(3-0)~(5-0)无创缝线直接缝合或带垫片(心包、毡片、绦沦片)连续褥式加连续贯穿缝合。②补片修补裂口:主动脉壁破损较多或不规则,可修剪边缘,用心包补片(新鲜或戊二酸处理)、绦沦补片(预凝)、人造血管片(预凝)进行修补。③人工血管修补:损伤严重的需人工血管移植。

(5)治疗结果:术前尚存活病例,术后死亡率及截瘫率与患者年龄、健康状况、合并伤情况、术前术中循环情况、术中阻断主动脉时间、主动脉外转流时间有密切关系。

2.胸降主动脉假性动脉瘤

胸降主动脉假性动脉瘤约 20%伤者可生存入院,约 80% 3 周内死于致命大出血,根据外伤史、胸痛、胸片纵隔增宽进行诊断,心脏彩超、食管内超声心动图、螺旋CT 可协助诊断。

(1)手术指征:胸降主动脉假性动脉瘤有随时破裂的可能,且主动脉内膜裂口周围主动脉部分已形成夹层动脉瘤,并向近端、远端蔓延,拖延手术时间会增加主动脉切除段的长度。一旦考虑诊断胸降主动脉假性动脉瘤,应尽快进行手术探查。

(2)手术要点:气管插管、静脉复合麻醉,手术切口视判断的伤口而定,多采用左后外侧切口经第 4 或第 5 肋间进胸,手术主要危险区是解剖纵隔血肿处主动脉破口上端主动脉,随时可引起破裂大出血。全身半量肝素化(1.5mg/kg),建立左心转流,监测右桡动脉压、股动脉压、中心静脉压。近端主动脉阻闭钳放置在左颈总动脉远侧,远端主动脉阻闭钳夹假性动脉瘤远侧降主动脉。纵形切开血肿,清除积血及血凝块,主动脉壁破口小可直接修补,但多数患者需选用相应口径的人工血管进行移植。

(3)治疗结果:胸降主动脉假性动脉瘤手术,有一定时间术前准备,手术死亡率已下降至 4%~7%,最严重合并症为脊髓缺血造成的截瘫,其发生率为 1.4%~

4%。对破口位置较低的胸降主动脉假性动脉瘤,有人尝试用介入方法移入带膜血管内支架,取得较满意的临床效果。

3.主动脉及分支损伤

多因钝性损伤;偶见于穿透伤,常见于交通伤的加速减速过程。损伤多发生于主动脉弓无名动脉起始部。诊断要点:胸片示上纵隔影增宽,相应桡动脉搏动减弱或消失,同时可有胸内出血征象。明确诊断靠逆行主动脉造影、心脏彩超及经食管超声心动图。

(1)手术指征:一旦考虑诊断或确诊,应立即手术探查。

(2)手术要点:气管插管、静脉复合麻醉,麻醉时注意行脑保护。胸骨正中切口径路暴露较理想。可直接修补或补片修补或人工血管修补,原则为恢复动脉血流。需侧壁钳夹主动脉弓同时阻断无名动脉或左颈总动脉的,在建立外转流后进行。对无法阻断血流的较严重的损伤,需在体外循环深低温体循环或 $5mL/(kg \cdot min)$ 微灌注下进行。对左锁骨下动脉损伤者,在确定椎动脉开口通畅前提下可阻断血流后修补,无法修补者可结扎止血。

4.腔静脉及分支的损伤

损伤多为穿透伤所致,也有钝性伤的报道。上、下腔静脉心包段内发生破裂均以急性心包压塞为表现,与心脏破裂不易区分,术中探查或尸检时明确。胸内上腔静脉破裂表现为胸内出血和休克,因伤后失血量大,一旦不及时处理,死亡率较高。

(1)手术指征:对考虑急性心包压塞或胸内大出血者应尽快手术探查。

(2)手术要点:气管插管、静脉复合麻醉,胸骨正中切口径路暴露较理想,但大多数因胸内出血或急性心包压塞而选择左前外、后外侧切口径路。

(3)修补方法:①直接修补:暴露后手指压迫止血,直接缝合裂口或钳闭部分管腔后直接缝合。②内分流下修补:全身半量肝素化(1.5mg/kg),带大侧孔(孔径≥管径)的导管(管径略小于腔静脉内径)经右心耳插入腔静脉至裂口远端,侧孔在右房内形成内分流,裂口上下端腔静脉套带收紧止血,而后再行直接缝合或心包补片修补裂口。拔分流管后予1:1.5鱼精蛋白中和肝素。下腔静脉部分断裂因暴露差,较难修补,可肝素化后经右房插带气囊下腔管,建立体外循环后,在心脏停搏或不停搏下切开右心房,从右房内修补,暴露较好。

(4)治疗结果:对青壮年伤者,快速进胸修补或建立内分流或体外循环下修补,同时快速补充血容量者,术后结果较满意。

5.肺动脉、肺静脉损伤

多为贯通伤所致,多伴肺组织及支气管损伤漏气,胸内出血和气胸,表现为呼吸困难、休克、咯血或痰中带血。肺门处肺动脉、肺静脉损伤可引起体循环气栓和左室积气室颤,多发生在正压通气时,患者可突然偏瘫或室颤。

手术要点:伤侧前、后外侧切口进胸,出血严重者可用一把大血管钳钳夹肺门或打开心包分别钳闭伤侧肺动脉、肺静脉,然后确定损伤情况行血管修补或相应肺段、肺叶切除。有体循环气栓及室颤者,阻断肺动脉、肺静脉后经左心尖、主动脉排气,复苏成功后再进行血管修补或肺切除。

参考文献

[1]金明华.现代心胸外科基础与临床[M].长春:吉林科学技术出版社,2012.

[2]胡盛寿,王俊.外科学—胸心外科分册[M].北京:人民卫生出版社,2015.

[3]胡盛寿.心胸外科学高级教程[M].北京:中华医学电子音像出版社,2016.

[4]郭兰敏.实用胸心外科手术学[M].3版.北京:科学出版社,2018.

[5]陈晓平.心血管系统疾病[M].北京:人民卫生出版社,2012.

[6]潘铁成.胸心外科急症和并发症[M].北京:人民卫生出版社,2016.

[7]刘中民.实用心脏外科学[M].北京:人民卫生出版社,2016.

[8]池一凡,孙忠东,许慧.现代心脏外科手术学[M].北京:中国医药科技出版
    社,2010.

[9]张兆光.心血管外科诊疗常规[M].北京:中国医药科技出版社,2013.

[10]林强.临床胸部外科学[M].北京:人民卫生出版社,2013.

[11]阴彦龙.临床心血管疾病诊疗学[M].长春:吉林科学技术出版社,2012.

[12]惠建军.胸心外科疾病诊疗[M].长春:吉林科学技术出版社,2013.

[13]付向宁.胸外科疾病诊疗指南[M].3版.北京:科学出版社,2018.

[14]王建军,李单青.胸外科手术要点难点及对策[M].北京:科学出版社,2017.

[15]施建新,叶波.普胸外科医师手册[M].上海:上海科学普及出版社,2017.

[16]张力建,朱彦君.胸外科诊疗技术精要[M].北京:北京科学技术出版社,2016.